全国中医药行业高等教育
"十三五"规划教材配套用书

方剂学
易考易错题
精析与避错

主编 窦迎春 刘西建

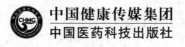
中国健康传媒集团
中国医药科技出版社

内容提要

本书为全国高等中医药院校教材配套用书，以全国高等中医药院校规划教材和教学大纲为基础，由长年从事一线中医教学工作且具有丰富教学及命题经验的专家教授编写而成，书中将本学科考试中的重点、难点进行归纳总结，并附大量常见试题，每题均附有正确答案、答案分析及答题技巧，将本学科知识点及易错之处加以解析，对学生重点掌握理论知识及应试技巧具有较强的指导作用。本书适合高等中医药院校本科学生阅读使用。

图书在版编目（CIP）数据

方剂学易考易错题精析与避错/窦迎春，刘西建主编.—北京：中国医药科技出版社，2018.11
全国高等中医药院校教材配套用书
ISBN 978-7-5214-0409-8

Ⅰ.①方… Ⅱ.①窦… ②刘… Ⅲ.①方剂学—高等学校—教学参考资料 Ⅳ.①R289

中国版本图书馆CIP数据核字（2018）第197220号

美术编辑	陈君杞
版式设计	大隐设计

出版	中国健康传媒集团 | 中国医药科技出版社
地址	北京市海淀区文慧园北路甲22号
邮编	100082
电话	发行：010-62227427　邮购：010-62236938
网址	www.cmstp.com
规格	889×1194mm $^{1}/_{16}$
印张	9 $^{1}/_{2}$
字数	187千字
版次	2018年11月第1版
印次	2021年3月第3次印刷
印刷	三河市百盛印装有限公司
经销	全国各地新华书店
书号	ISBN 978-7-5214-0409-8
定价	29.00元

版权所有　盗版必究
举报电话：010-62228771
本社图书如存在印装质量问题请与本社联系调换

获取新书信息、投稿、为图书纠错，请扫码联系我们。

编委会

主　编

窦迎春　刘西建

副主编

王均宁　王　欣

编　委（按姓氏笔画排序）

于　鹰　于华芸　平　静　张义敏　董振飞

编写说明

《方剂学易考易错题精析与避错》以全国中医药行业高等教育"十三五"规划教材《方剂学》为蓝本，将教材中的重点、难点内容进行精简提炼，帮助学生系统掌握复习课程的重点内容。其中，重点、难点及例题的覆盖范围与教学大纲及教材内容一致。全书编写顺序与教材章节顺序一致，方便学生同步学习。

本书的主要特点在于常见错误的解析和易错点的预测，使学生在短时间内既能对已学知识进行复习回顾，又能熟悉题目、掌握考点，同时还可以对自己学习的薄弱环节进行强化记忆和练习。书中覆盖了教材的全部知识点，题型多样，题量丰富，对需要掌握、熟悉的内容予以强化。重点、难点部分力求全面而精炼，并有所侧重；在答案分析部分，力求简单明了概括知识点的学习方法和相关解题技巧，帮助学生在复习、练习的过程中及时发现自身知识的不足之处，并理清学习和解题的思路，提示学生针对易错点进行分析、辨别，尽可能减少学生在考试中所犯的错误，从而提高学生对知识的应用能力及应试能力。

本书适合于中医学专业或者相关专业医学生在校学习、备考之用，也是初入临床的实习医生、住院医生参加执业医师考试的复习用书。

编者

2018 年 6 月

目录

上篇 总论

第一章 方剂的起源与发展………… 1

第二章 方剂与治法…………… 1

　第一节 方剂与治法的关系 ……… 1

　第二节 常用治法 ………………… 1

第三章 方剂的分类…………… 2

第四章 方剂的剂型…………… 2

第五章 方剂的煎服法………… 2

第六章 方剂的组方原则与变化…… 3

下篇 各论

第一章 解表剂…………………… 22

　概述 …………………………… 22

　第一节 辛温解表剂 …………… 22

　第二节 辛凉解表剂 …………… 22

　第三节 扶正解表剂 …………… 23

第二章 泻下剂…………………… 30

　概述 …………………………… 30

　第一节 寒下剂 ………………… 30

　第二节 温下剂 ………………… 30

　第三节 润下剂 ………………… 30

　第四节 逐水剂 ………………… 31

　第五节 攻补兼施剂 …………… 31

第三章 和解剂…………………… 35

　概述 …………………………… 35

　第一节 和解少阳剂 …………… 35

　第二节 调和肝脾剂 …………… 35

　第三节 调和寒热剂 …………… 36

第四章 清热剂…………………… 42

　概述 …………………………… 42

　第一节 清气分热剂 …………… 42

　第二节 清营凉血剂 …………… 42

　第三节 清热解毒剂 …………… 43

　第四节 气血两清剂 …………… 43

　第五节 清脏腑热剂 …………… 43

第六节 清虚热剂 …… 44	第五节 固崩止带剂 …… 74
第五章 祛暑剂 …… 52	**第十章 安神剂** …… 79
第六章 温里剂 …… 55	概述 …… 79
概述 …… 55	第一节 重镇安神剂 …… 79
第一节 温中祛寒剂 …… 55	第二节 补养安神剂 …… 79
第二节 回阳救逆剂 …… 55	**第十一章 开窍剂** …… 84
第三节 温经散寒剂 …… 56	概述 …… 84
第七章 表里双解剂 …… 59	第一节 凉开剂 …… 84
概述 …… 59	第二节 温开剂 …… 84
第一节 解表清里剂 …… 59	**第十二章 理气剂** …… 88
第二节 解表温里剂 …… 59	概述 …… 88
第三节 解表攻里剂 …… 59	第一节 行气剂 …… 88
第八章 补益剂 …… 63	第二节 降气剂 …… 88
概述 …… 63	**第十三章 理血剂** …… 94
第一节 补气剂 …… 63	概述 …… 94
第二节 补血剂 …… 63	第一节 活血祛瘀剂 …… 94
第三节 气血双补剂 …… 64	第二节 止血剂 …… 95
第四节 补阴剂 …… 64	**第十四章 治风剂** …… 107
第五节 补阳剂 …… 64	概述 …… 107
第六节 阴阳并补剂 …… 65	第一节 疏散外风剂 …… 107
第九章 固涩剂 …… 73	第二节 平息内风剂 …… 107
概述 …… 73	**第十五章 治燥剂** …… 113
第一节 固表止汗剂 …… 73	概述 …… 113
第二节 敛肺止咳剂 …… 73	第一节 轻宣外燥剂 …… 113
第三节 涩肠固脱剂 …… 73	第二节 滋润内燥剂 …… 113
第四节 涩精止遗剂 …… 74	**第十六章 祛湿剂** …… 118

概述 …………………………………… 118

第一节　化湿和胃剂 …………………… 118

第二节　清热祛湿剂 …………………… 118

第三节　利水渗湿剂 …………………… 119

第四节　温化寒湿剂 …………………… 119

第五节　祛湿化浊剂 …………………… 119

第六节　祛风胜湿剂 …………………… 120

第十七章　祛痰剂 …………………… 126

概述 …………………………………… 126

第一节　燥湿化痰剂 …………………… 126

第二节　清热化痰剂 …………………… 126

第三节　润燥化痰剂 …………………… 127

第四节　温化寒痰剂 …………………… 127

第五节　治风化痰剂 …………………… 127

第十八章　消食剂 …………………… 132

概述 …………………………………… 132

第一节　消食化滞剂 …………………… 132

第二节　健脾消食剂 …………………… 132

第十九章　驱虫剂 …………………… 136

第二十章　涌吐剂 …………………… 138

第二十一章　治痈疡剂 ……………… 140

概述 …………………………………… 140

第一节　散结消痈剂 …………………… 140

第二节　托里透脓剂 …………………… 141

第三节　补虚敛疮剂 …………………… 141

上篇 总论

第一章 方剂的起源与发展

◎ **重点** ◎

方剂学的发展概况及历代医家在方剂学方面具有代表性的成就及其历史意义

◎ **难点** ◎

影响方剂学形成和发展的代表医著、方书与医家

第二章 方剂与治法

第一节 方剂与治法的关系

◎ **重点** ◎

1. 治法的概念
2. 明确方剂与治法的关系

方以法为指导，法以证为依据，方剂是治法的体现。即方从法出，法随证立，方即是法。

◎ **难点** ◎

方与法的统一认识

第二节 常用治法

◎ **重点** ◎

1. 常用治法即"八法"的基本内容（汗、吐、下、和、温、清、消、补）
2. 各法的含义、作用、适应范围及其相互关系

◎ **难点** ◎

1. "下法"与"消法"的区别与应用
2. 关于"一法之中，八法备焉；八法之中，百法备焉。病变虽多，而法归于一"的理解与运用

第三章　方剂的分类

◎ 重点 ◎

1. 历代有关方剂分类的方法及其主要代表著作
2. "十剂"的内容
3. "八阵"的内容

◎ 难点 ◎

"七方"说与方剂的分类

第四章　方剂的剂型

◎ 重点 ◎

1. 中医传统剂型——汤、散、丸、丹、膏、酒剂的特点与临床适用范围
2. 现代新剂型——片剂、冲剂、口服液、注射剂的特点与临床适用范围

◎ 难点 ◎

各种剂型的制作方法与流程

第五章　方剂的煎服法

◎ 重点 ◎

1. 煎药方法
2. 根据病证的部位、性质、病情及药物特点，决定服药时间与服药方法

◎ 难点 ◎

"反佐"服法的特点及临床意义

第六章 方剂的组方原则与变化

◎ **重点** ◎

1. 方剂的配伍目的
2. 方剂组方原则
3. 君、臣、佐、使的含义及其运用特点
4. 方剂的变化形式

◎ **难点** ◎

1. 组方时君臣佐使的取舍与主次搭配
2. 方剂变化形式的的运用

常见试题

（一）单选题

1. 我国现存最早记载方剂的医著是（　　）

   A.《肘后备急方》　　　　B.《五十二病方》　　　　C.《备急千金要方》
   D.《伤寒杂病论》　　　　E.《刘涓子鬼遗方》

   【正确答案】B

   【答案分析】本题主要考查有文字记载以来，专门载录方剂的方书。以上均为著名的方书，但《肘后备急方》是东晋葛洪所著；《备急千金要方》是唐孙思邈所著；《伤寒杂病论》是东汉张仲景所著；《刘涓子鬼遗方》是晋刘涓子初辑，后经南齐龚庆宣整理而成。《五十二病方》最迟成书于战国晚期，因此，只有B才是唯一正确答案。

   【答题技巧】牢记方剂学的发展进程中各时期的代表方书，避免混淆。若答案不能确定时，可用排除法，按成书年代逐一排列，再最后选定。

2. 奠定方剂学理论基础的医籍是（　　）

   A.《伤寒杂病论》　　　　B.《五十二病方》　　　　C.《黄帝内经》
   D.《太平圣惠方》　　　　E.《伤寒明理药方论》

   【正确答案】C

   【答案分析】本题主要考查对方剂学理论溯源的认识。在祖国医学发展史上，《黄帝内经》

较全面、系统地论述了方剂学的基本理论，特别是在组方结构上提出了君臣佐使的组方理论，初步奠定了方剂学的理论基础。

【答题技巧】牢记方剂学的发展进程中各时期的代表医著及在方剂学发展史上的重要作用，避免混淆。

3. 被誉为"方书之祖"的医著是（　　）
A.《伤寒杂病论》　　　　B.《黄帝内经》　　　　C.《五十二病方》
D.《圣济总录》　　　　　E.《祖剂》

【正确答案】A

【答案分析】本题还是主要考查对方剂学的形成和发展具有深远影响的医著。《伤寒杂病论》将理、法、方、药融于一体，在因证立法、以法制方、遣方用药等方面，更具备较为完整的方剂学理论，对方剂学的形成和发展具有深远影响，被后世誉为"方书之祖"。

【答题技巧】牢记方剂学的发展进程中各时期的代表医著及在方剂学发展史上的重要作用，避免混淆。

4. 东晋葛洪所撰，载方具有"简、便、廉、效"特点的方书是（　　）
A.《肘后备急方》　　　　B.《普济本事方》　　　　C.《备急千金要方》
D.《医方类聚》　　　　　E.《刘涓子鬼遗方》

【正确答案】A

【答案分析】本题主要考查在方剂学发展史上，具有一定影响的代表方书。《普济本事方》是宋代许叔微所著；《备急千金要方》为唐代孙思邈所著；《医方类聚》为（朝鲜）金礼蒙著，汇辑了152部中国唐、宋、元、明初的著名医书及1部高丽医书；《刘涓子鬼遗方》是晋刘涓子初辑，后经南齐龚庆宣整理而成，虽亦属晋代方书，却仅收录疮、痈疽、疥癣、烫火伤等内服、外用方140余首，是我国现存最早的中医外科方书。《肘后备急方》为东晋名医葛洪所撰，所收方剂多价廉而易得，方简而效验，涉及临床各科及急救。

【答题技巧】牢记方剂学的发展进程中各时期的代表方书及特色，避免混淆。

5. 我国历史上第一部由政府组织编写的方书是（　　）
A.《太平惠民和剂局方》　　B.《圣济总录》　　　　C.《备急千金要方》
D.《太平圣惠方》　　　　　E.《外台秘要》

【正确答案】D

【答案分析】本题仍然主要考查在方剂学发展史上具有一定影响的代表方书。我国第一部由政府组织编写的方书出现于宋代。《太平圣惠方》（成书于公元992年）是由政府主持、医官王怀隐等编撰，是我国历史上第一部由国家编纂的方书。《圣济总录》则是在《太平圣惠方》的基础上，广泛收集民间良方和医家验方编制而成，是一部理、法、方、药齐备的医学巨著。《太平惠民和剂局方》是和剂局制售成药的处方和制剂规范的总结，初成于大观元年（公元1107年），颁行全国，依方制售药剂，是我国历史上第一部由政府编写的中药成药典。其后又多次修订、增补。

《备急千金要方》《外台秘要》则分别为唐代孙思邈和王焘所著。所以正确答案只能是D。

【答题技巧】牢记方剂学的发展进程中各时期的代表医著及在方剂学发展史上的重要作用，避免混淆。

6. 我国历史上第一部由政府编制颁行的成药药典是（　　）

　　A.《济生方》　　　　　　B.《圣济总录》　　　　　C.《普济本事方》

　　D.《太平圣惠方》　　　　E.《太平惠民和剂局方》

【正确答案】E

【答案分析】本题仍然主要考查在方剂学发展史上具有一定影响的代表方书。我国第一部由政府组织编写的方书出现于宋代。《太平圣惠方》（成书于公元992年）是由政府主持、医官王怀隐等编撰，是我国历史上第一部由国家编纂的方书。《圣济总录》则是在《太平圣惠方》的基础上，广泛收集民间良方和医家验方编制而成，是一部理、法、方、药齐备的医学巨著。《太平惠民和剂局方》是和剂局制售成药的处方和制剂规范总结，初成于大观元年（公元1107年），颁行全国，依方制售药剂，是我国历史上第一部由政府编写的中药成药药典。其后又多次修订、增补。《普济本事方》《济生方》则分别为宋许叔微和严用和所著，属医家个人所为。所以正确答案为E。

【答题技巧】牢记方剂学的发展进程中各时期的代表医著及在方剂学发展史上的重要作用，避免混淆。

7. 我国历史上第一部方论专著是（　　）

　　A.《古今名医方论》　　　B.《删补名医方论》　　　C.《医方集解》

　　D.《医方考》　　　　　　E.《伤寒明理药方论》

【正确答案】D

【答案分析】本题主要考查对方剂学理论溯源的认识。金人成无己的《伤寒明理药方论》的部分篇章"药方论"，对《伤寒论》中的20首方剂进行了深入细致的分析，首开方论之先河，但就书的整体内容而言，并非专论方义。吴崑编著的《医方考》，选取历代医方700余首，"考其方药，考其见证，考其名义，考其事迹，考其变通，考其得失，考其所以然"，是继成无己之后，专门阐发诸家名方义理的专著。《古今名医方论》《删补名医方论》《医方集解》均是继《医方考》之后的方论专著。

【答题技巧】牢记方剂学的发展进程中各时期的代表医著及在方剂学发展史上的重要作用，避免混淆。

8. 我国现存古医籍中载方量最多的方书是（　　）

　　A.《普济方》　　　　　　B.《千金要方》　　　　　C.《圣济总录》

　　D.《太平圣惠方》　　　　E.《千金翼方》

【正确答案】A

【答案分析】本题主要考查方剂学发展进程中各时期的代表方书。我国历史上载方最多的方书出现于明代。《太平圣惠方》《圣济总录》均是宋代方书，收方分别为16834首和近20000首。《千金要方》和《千金翼方》均为唐代孙思邈所著，收方分别为5300首和近2000首。明代朱橚编纂的《普济方》，收方61739首，"自古经方，更无赅于是者"，是我国现存古医籍中载方量最多的一部方书。

【答题技巧】牢记方剂学的发展进程中各时期的代表医著及在方剂学发展史上的重要作用，避免混淆。

9.《医方集解》的作者是（　　）
　　A.汪昂　　　　　　　　B.吴崑　　　　　　　　C.吴仪洛
　　D.陈言　　　　　　　　E.费伯雄

【正确答案】A

【答案分析】本题主要考查方剂学发展进程中医家的代表方书。汪昂著《医方集解》，吴崑著《医方考》，吴仪洛著《成方切用》，陈言著《三因极一病证方论》，费伯雄著《医方论》。

【答题技巧】牢记方剂学的发展进程中各时期的代表医著及在方剂学发展史上的重要作用，避免混淆。

10.系统论述"八法"的医著是（　　）
　　A.《黄帝内经》　　　　　B.《医学心悟》　　　　C.《伤寒杂病论》
　　D.《伤寒明理药方论》　　E.《圣济总录》

【正确答案】B

【答案分析】本题主要考查对中医治法发展、概括与总结的掌握。《黄帝内经》是迄今最早论述中医治法的中医典籍，但其散见于各篇大论中，并未系统概括。《伤寒杂病论》《伤寒明理药方论》和《圣济总录》也未能对治法加以系统概括与论述。清代医家程钟龄在《医学心悟·医门八法》中将中医治法系统地概括为"八法"（汗、吐、下、和、温、清、消、补）并加以论述。

【答题技巧】牢记中医治法发展、概括与总结的节点，掌握"八法"的主要内容，避免混淆。

11."八法"分类法的提出者是（　　）
　　A.程钟龄　　　　　　　B.成无己　　　　　　　C.张景岳
　　D.张仲景　　　　　　　E.施沛

【正确答案】A

【答案分析】程钟龄在《医学心悟·医门八法》中将中医治法系统地概括为"八法"，谓："论病之原，以内伤、外感四字括之。论病之情，则以寒、热、虚、实、表、里、阴、阳八字统之。而论治病之方，则又以汗、和、下、消、吐、清、温、补八法尽之。"

【答题技巧】牢记中医治法发展、概括与总结的节点，避免混淆。

12.驱虫剂主要体现"八法"中的何种治法（　　）
　　A.下法　　　　　　　　B.温法　　　　　　　　C.清法
　　D.消法　　　　　　　　E.吐法

【正确答案】D

【答案分析】本题主要考查方剂与治法的关系及"八法"的适用范围。"消法"是通过消食导滞、行气活血、化痰利水、祛虫等方法，使气、血、痰、食、水、虫等渐积而成的有形之邪渐消缓散的一类治疗方法。适用于饮食停滞、气滞血瘀、癥瘕积聚、水湿内停、痰饮不化、疳积虫积及疮疡痈肿等病证。方剂是治法的体现，因此，驱虫剂体现的治法主要是"八法"中的"消法"。

【答题技巧】牢记方剂与治法的关系及治疗"八法"的适用范围，及各类治法的异同，避免混淆。

13. 下列治法中除哪项外，均属"消法"范围（ ）
   A. 祛痰法　　　　　　　B. 祛湿法　　　　　　　C. 祛暑法
   D. 理气法　　　　　　　E. 祛虫法

【正确答案】C

【答案分析】本题主要考查对治疗"八法"各类治法含义及类别的识记与领会。"消法"是通过消食导滞、行气活血、化痰利水、祛虫等方法，使气、血、痰、食、水、虫等渐积而成的有形之邪渐消缓散的一类治疗方法。所以祛痰法、祛湿法、理气法、祛虫法均属消法的范围。祛暑法适用于夏季感暑受邪之暑病，暑邪为阳热之邪，当"清法"为主。即使暑病夹湿，也应清解暑热兼以化湿；暑病兼寒，也应清解暑热与解表兼用；若属阴暑，也应辛温解表、祛暑和中。因此，祛暑法不属"消法"范围。

【答题技巧】牢记治疗"八法"各类治法的含义及分类特点与异同，避免混淆。

14. "七方"说始于（ ）
   A.《黄帝内经》　　　　　B.《伤寒杂病论》　　　　C.《太平惠民和剂局方》
   D.《太平圣惠方》　　　　E.《祖剂》

【正确答案】A

【答案分析】本题主要考查方剂的分类与溯源。"七方"说，始于《黄帝内经》。《素问·至真要大论》载："君一臣二，制之小也；君一臣三佐五，制之中也；君一臣三佐九，制之大也"。"君一臣二，奇之制也；君二臣四，偶之制也；君二臣三，奇之制也；君二臣六，偶之制也"。"补上治上，制以缓；补下治下，制以急；急则气厚，缓则气味薄"。以及"奇之不去则偶之，是谓重方"等。这是有关"七方"的最初记载。至金代成无己在《伤寒明理药方论·序》中指出："制方之用，大、小、缓、急、奇、偶、复七方是也"。这时才首次提出"七方"的概念，并将《内经》的"重"改为"复"。

【答题技巧】了解方剂分类方法与源流，方能避免混淆。

15. 方剂最早按病证分类的方书是（ ）
   A.《千金要方》　　　　　B.《太平圣惠方》　　　　C.《局方发挥》
   D.《五十二病方》　　　　E.《祖剂》

【正确答案】D

【答案分析】本题主要考查方剂的分类方法及代表方书。《五十二病方》是以按病证分类的方书,而该书又是迄今我国现在最早的方书。因此,方剂最早按病证分类的方书,当首推《五十二病方》。

【答题技巧】了解方剂的分类方法及代表方书。

16. 按治法分类方剂的方书是（　　）

A.《时方歌括》　　　　B.《普济方》　　　　C.《太平惠民和剂局方》

D.《备急千金要方》　　E.《祖剂》

【正确答案】A

【答案分析】本题主要考查方剂的分类方法及代表方书。《普济方》《太平惠民和剂局方》《备急千金要方》均是按病证分类方剂;《祖剂》则按组成分类方剂。陈修园《时方歌括》将所选108首方剂,按其功能分为宣、通、补、泻、轻、重、燥、湿、涩、滑、寒、热等十二类。方剂是治法的体现,方即是法,所以《时方歌括》是按治法分类方剂的方书。

【答题技巧】了解方剂的分类方法及代表方书。

17. 下列选项中,哪项不是丸剂的特点（　　）

A. 吸收较快　　　　B. 药效持久　　　　C. 节省药材

D. 便于服用　　　　E. 便于携带

【正确答案】A

【答案分析】本题主要考查对方剂常用剂型特点的熟悉程度。丸剂因在制作时加入了适量黏和剂,进入胃肠道后有一个崩解、释放过程,所以吸收较慢,故A为正确答案。

【答题技巧】牢记中医常用剂型的特点,避免混淆。

18. 下列内服的剂型中,唯一没有固定剂型的是（　　）

A. 丹剂　　　　B. 片剂　　　　C. 冲剂

D. 散剂　　　　E. 膏剂

【正确答案】A

【答案分析】本题主要考查对方剂常用剂型特点的熟悉程度。内服丹剂没有固定剂型,有丸剂、散剂、锭剂等不同剂型,每以药品贵重或药效显著而名之曰"丹"。片剂、冲剂、散剂、膏剂都有其固定的形态。

【答题技巧】牢记中医常用剂型的特点,避免混淆。

19. 下列选项中,哪项不是散剂的特点（　　）

A. 制作简便　　　　B. 吸收较慢　　　　C. 节省药材

D. 便于携带　　　　E. 便于服用

【正确答案】B

【答案分析】本题主要考查对方剂常用剂型特点的熟悉程度。散剂为粉末状制剂,内服时以温开水或药汁等送下，不像丸剂进入胃肠道后有一个崩解、释放过程，所以吸收较快；外用散剂则直接患处或穴位局部用药，吸收也较快。

【答题技巧】牢记中医常用剂型的特点，避免混淆。

20. 滋补类方药的适宜服药时间为（　　）

A. 饭后服　　　　　　　B. 饭前服　　　　　　　C. 空腹时服

D. 不拘时服　　　　　　E. 睡前时服

【正确答案】C

【答案分析】本题主要考查方剂的服药时间。

【答题技巧】牢记各类方剂的功用特点和服药时间，避免混淆。

21. 发汗解表类汤剂内服时一般宜（　　）

A. 趁热服　　　　　　　B. 放冷服　　　　　　　C. 热药冷服

D. 寒药温服　　　　　　E. 定时服

【正确答案】A

【答案分析】本题主要考查方剂的服药方法。发汗解表类汤剂内服时一般宜趁热服，借其温散之力，有助于发汗。

【答题技巧】牢记各类方剂的药性特点和服药方法，避免混淆。

22. 君臣佐使的组方原则最早见于（　　）

A.《伤寒杂病论》　　　　B.《黄帝内经》　　　　C.《伤寒明理药方论》

D.《医学源流论》　　　　E.《五十二病方》

【正确答案】B

【答案分析】本题主要考查方剂组方理论的源流发展。《五十二病方》虽然是迄今现存最古老的方书，但并未论及方剂的组方理论。《黄帝内经》最早论述了君臣佐使的组方原则，指出："主病之谓君，佐君之谓臣，应臣之谓使。"

【答题技巧】牢记方剂学理论发展的各个时期的主要成就，按时代先后推导，避免混淆。

23. 属于反佐药功用范畴的是（　　）

A. 减低君臣药之毒性　　　B. 缓和君臣药之峻　　　C. 监制君臣药之偏

D. 防止邪甚药病格拒　　　E. 引诸药直至病所

【正确答案】D

【答案分析】本题主要考查方剂的组方理论。反佐药是指因病重邪甚，可能拒药时，配伍与君药性味相反而在治疗中起相成作用的药物，属佐药之一。减低君臣药之毒性、缓和君臣药之峻、监制君臣药之偏也是佐药的功用，但属佐制药的功用范畴；引诸药直至病所则属使药的功用范畴。

【答题技巧】熟练掌握组方形式"君、臣、佐、使"的基本含义，若对答案没有十足把握，也可采用排除法，逐一排除。

24. 下列哪项属于臣药的含义（　　）

A. 针对重要的兼病或兼证起治疗作用的药物

B. 消除或缓解君、臣药的毒性与烈性的药物

C. 引领方中诸药直达特定病所的药物

D. 直接用于治疗次要病证的药物

E. 根据病情需要配伍与君药性味相反而在治疗中起相成作用的药物

【正确答案】A

【答案分析】本题主要考查对方剂组方形式"君、臣、佐、使"含义的理解与领会。臣药有两种意义，一是辅助君药加强其治疗主病或主证作用的药物，二是针对重要的兼病或兼证起治疗作用的药物。本题考查的显然是臣药的第二种意义。消除或缓解君臣药的毒性与烈性的药物、直接用于治疗次要病证的药物、根据病情需要配伍与君药性味相反而在治疗中起相成作用的药物均是佐药的含义，引领方中诸药直达特定病所的药物则是使药的含义。

【答题技巧】本题中，选项A和选项D内容表述有些接近，若能熟练掌握了"君、臣、佐、使"的基本含义，应该不难区分。若对答案没有十足把握，也可采用排除法，逐一排除。

25. 君药的含义是指（　　）

A. 针对主病或主证起主要治疗作用的药物

B. 针对重要的兼病或兼证起主要治疗作用的药物

C. 消除或缓解臣药毒性与烈性的药物

D. 调和方中诸药作用的药物

E. 引领方中诸药直达特定病所的药物

【正确答案】A

【答案分析】本题主要考查对方剂组方形式"君、臣、佐、使"含义的理解与领会。君药是针对主病或主证起主要治疗作用的药物，是方剂组成中不可或缺的主药。

【答题技巧】牢记君药的含义，避免混淆。

26. 佐助药的含义是指（　　）

A. 针对重要的兼病或兼证起主要治疗作用的药物

B. 直接用于治疗次要兼证的药物

C. 消除或缓解君、臣药毒性与烈性的药物

D. 与君药性味相反而在治疗中起相成作用，以防药病格拒的药物

E. 引领方中诸药直达特定病所的药物

【正确答案】B

【答案分析】本题主要考查对方剂组方形式"君、臣、佐、使"含义的理解与领会。佐助药是指协助君、臣药以加强治疗作用，或用以直接治疗次要兼证的药物。若对佐助药、佐制药、反佐药、臣药的意义未能区分而混淆，极有可能会选择错误。

【答题技巧】牢记"君、臣、佐、使"药的含义，避免混淆。

（二）多选题

1. 宋代由政府编修的方书是（　　）
   A.《普济方》　　　　　　B.《圣济总录》　　　　　C.《普济本事方》
   D.《太平圣惠方》　　　　E.《太平惠民和剂局方》

   【正确答案】BDE

   【答案分析】本题主要考查方剂学发展进程中宋代时期的代表方书。宋代由政府编修的方书为《太平圣惠方》《圣济总录》《太平惠民和剂局方》。《普济本事方》虽亦属宋代方书，却是许叔微个人所著；而《普济方》则是明代方书。如果未能充分了解各个时期的代表方书，则容易导致张冠李戴。

   【答题技巧】牢记方剂学的发展进程中各时期的代表医著及在方剂学发展史上的重要作用，避免混淆。

2. 下列属于隋唐时期的方书是（　　）
   A.《仁斋直指方》　　　　B.《圣济总录》　　　　　C.《备急千金要方》
   D.《太平圣惠方》　　　　E.《外台秘要》

   【正确答案】CE

   【答案分析】本题主要考查方剂学发展进程中隋唐时期的代表方书。由孙思邈所著《备急千金要方》、王焘所著《外台秘要》均为隋唐时期的方书。《太平圣惠方》《圣济总录》和《仁斋直指方》均属宋代方书。

   【答题技巧】牢记方剂学的发展进程中各时期的代表医著及在方剂学发展史上的重要作用，避免混淆。

3. 下列哪些治法属于"八法"的内容（　　）
   A. 汗法　　　　　　　　B. 吐法　　　　　　　　C. 攻法
   D. 清法　　　　　　　　E. 和法

   【正确答案】ABDE

   【答案分析】本题主要考查治疗"八法"的基本内容。汗、和、下、消、吐、清、温、补诸法，是谓"八法"。"攻法"不属"八法"内容，属于《景岳全书·新方八略》"补、和、攻、散、寒、热、固、因"的内容。若对治疗八法与新方八略未能区分而混淆，必然会错误地选择C。

   【答题技巧】掌握治疗"八法"的基本内容，避免错乱。

4. 汗法具有的功效是（　　）
   A. 开泄腠理　　　　　　B. 调畅营卫　　　　　　C. 宣发肺气
   D. 温里祛寒　　　　　　E. 清热泻火

   【正确答案】ABC

   【答案分析】本题主要考查对治疗"八法"主要功能的识记。其中，"汗法"是通过开泄腠理，调畅营卫，宣发肺气等作用，以促使机体出汗，使在表的六淫之邪气随汗而解的一类治法。

而温里祛寒、清热泻火，则分别是"温法""清法"的功能，分别适用于里寒证、里热证。

【答题技巧】掌握治疗"八法"的基本内容，避免错乱。

5．"十剂"的内容包括（　　）
A.宣、通   B.补、泻   C.轻、重
D.滑、涩   E.燥、湿

【正确答案】ABCDE

【答案分析】本题主要考查方剂的分类与溯源。"十剂"说，始于唐代陈藏器的《本草拾遗》，原是按功用归类药物的一种方法，如宋《重修政和经义证类本草》引《本草拾遗》说："诸药有宣、通、补、泄、轻、重、涩、滑、燥、湿，此十种者是药之大体。"金代成无己在《伤寒明理药方论》中说："制方之体，宣、通、补、泻、轻、重、涩、滑、燥、湿十剂是也"，至此才有"十剂"这一名称。

【答题技巧】充分了解方剂分类方法、源流及其主要内容，方能避免错选或漏选。

6．张景岳将古方与自制新方类为"八阵"，其"八阵"的内容包括（　　）
A.补、和   B.攻、散   C.寒、热
D.固、因   E.燥、湿

【正确答案】ABCD

【答案分析】本题主要考查方剂的分类与溯源。明·张介宾认为"古方之散列于诸家者，既多且杂，或互见于各门，或彼此之重复。欲通其用，涉猎固难；欲尽收之，徒资莽乱。今余采其要者，类为八阵，曰补、和、攻、散、寒、热、固、因。"（《景岳全书·古方八阵》）

【答题技巧】掌握治疗"八阵"的基本内容，避免混淆。

7．按病证分类的方书有（　　）
A.《外台秘要》   B.《太平圣惠方》   C.《普济方》
D.《时方歌括》   E.《备急千金要方》

【正确答案】ABCE

【答案分析】本题主要考查方剂的分类方法及代表方书。《普济方》《太平圣惠方》《备急千金要方》《外台秘要》均是按病证分类方剂；《时方歌括》则按宣、通、补、泻、轻、重、燥、湿、涩、滑、寒、热将所选108首方剂分为十二类。

【答题技巧】充分了解方剂的分类方法及代表方书，避免错选或漏选。

8．口服液的优点是（　　）
A.剂量较小   B.吸收较快   C.服用方便
D.口感适宜   E.药效持久

【正确答案】ABCD

【答案分析】本题主要考查对方剂常用剂型特点的熟悉程度。口服液是将药物用水或其他溶剂提取，经精制而成的内服液体制剂，汇集了汤剂、糖浆剂、注射剂的特点。

【答题技巧】牢记中医常用剂型的特点,避免混淆。

9. 硬膏又称（　　）

　　A. 锭剂　　　　　　　B. 膏药　　　　　　　C. 煎膏

　　D. 薄贴　　　　　　　E. 药膏

【正确答案】BD

【答案分析】本题主要考查对方剂常用剂型特点的熟悉程度。硬膏是以植物油将药物煎至一定程度,去渣,煎至滴水成珠,加放黄丹等搅匀、收膏,涂布于纸或布等裱背材料上而制成的外用制剂,用时加温软化后贴于患处或穴位上。故又称膏药,古称薄贴。软膏又称药膏,是将药物细粉与适宜的基质制成具有适当稠度的半固体外用制剂。其中用乳剂型基质的亦称乳膏剂。煎膏又称膏滋,是将药物加水反复煎煮,去渣浓缩后,加炼蜜或炼糖制成的半液体内服剂型。锭剂是将药物研成细粉,或加适当的黏合剂制成规定形状的固体剂型,有纺锤形、圆柱形、条形等。可供外用与内服,研末调服或磨汁服,外用则磨汁涂患处。所以正确答案应是B、D。

【答题技巧】牢记中医常用剂型的特点,避免混淆。

10. 佐药包括（　　）

　　A. 佐制药　　　　　　B. 臣佐药　　　　　　C. 反佐药

　　D. 佐助药　　　　　　E. 佐使药

【正确答案】ACD

【答案分析】本题主要考查对方剂组方形式"君、臣、佐、使"含义的记忆。佐药有三种意义,佐助药、佐制药和反佐药。选项B、E均有臣佐药功用相兼或佐使药功用相兼之义,不属单纯佐药之义。

【答题技巧】牢记"君、臣、佐、使"药的含义,避免混淆。

11. 下列哪几项不属于佐药的范围（　　）

　　A. 针对兼病或兼证起治疗作用的药物

　　B. 消除或缓解君、臣药毒性与烈性的药物

　　C. 引导方中诸药直达病所的药物

　　D. 直接用于治疗次要病证的药物

　　E. 根据病证需要配伍与君药性味或作用相反在治疗中起相成作用的药物

【正确答案】AC

【答案分析】本题主要考查对方剂组方形式"君、臣、佐、使"含义的记忆。佐药有三种意义:①佐助药,指协助君、臣药以加强治疗作用,或直接治疗次要兼证的药物。②佐制药,指消除或缓解君、臣药毒性与烈性的药物。③反佐药,指根据病情需要,配伍与君药性味或作用相反而在治疗中起相成作用的药物。选项A是臣药的意义;选项C是使药的意义。

【答题技巧】答题时应选审明题意,牢记"君、臣、佐、使"药的含义,避免错乱。

12. 属于佐制药功用范畴的是（　　）

A. 减低君臣药之毒性   B. 缓和君臣药之峻   C. 监制君臣药之偏

D. 防止邪甚药病格拒   E. 引诸药直至病所

【正确答案】ABC

【答案分析】本题主要考查对"佐药"含义的领会与记忆。佐药有三种意义，佐助药、佐制药和反佐药。佐制药是指消除或缓解君、臣药毒性与烈性的药物。减低君臣药之毒性、缓和君臣药之峻、监制君臣药之偏均属佐制药的功用范畴。选项D引诸药直至病所则属使药的功用范畴，选项E防止邪甚药病格拒则属反佐药的功用。

【答题技巧】熟练掌握组方形式"君、臣、佐、使"的基本含义，若对答案没有十足把握，也可采用排除法，逐一排除。

13. 使药包括（   ）

A. 佐制药   B. 调和药   C. 引经药

D. 佐助药   E. 佐使药

【正确答案】BC

【答案分析】本题主要考查对方剂组方形式"君、臣、佐、使"含义的记忆。佐药有两种意义，引经药和调和药。选项A、D均是佐药之义，选项E则有佐使药功用相兼之义，均不属使药之义。

【答题技巧】牢记"君、臣、佐、使"药的含义，仔细分析选项表述的意义，避免错乱。

14. 方剂运用的变化形式包括（   ）

A. 药量增减的变化   B. 药味加减的变化   C. 剂型更换的变化

D. 方名更改的变化   E. 服法调整的变化

【正确答案】ABC

【答案分析】本题主要对方剂变化应用的记忆考查。方剂变化的应用主要有药味加减的变化、药量增减的变化、剂型更换的变化三种基本形式。

【答题技巧】掌握变化应用的基本形式，避免混淆。

（三）填空题

1. 我国现存古医籍中载方量最多的方书是（   ）。

【正确答案】《普济方》

【答案分析】本题主要考查方剂学发展进程中各时期的代表方书。我国历史上载方最多的方书出现于明代。朱橚编纂的《普济方》，收方61739首，"自古经方，更无贱于是者"，是我国现存古医籍中载方量最多的一部方书。

【答题技巧】牢记方剂学的发展进程中各时期的代表医著及在方剂学发展史上的重要作用，避免混淆。

2. 我国历史上第一部由政府编制颁行的成药药典是（   ）。

【正确答案】《太平惠民和剂局方》

【答案分析】《太平惠民和剂局方》是宋代"和剂局"制售成药的处方和制剂规范总结，成书后颁行全国，作为制售成方制剂的规范，是我国历史上第一部由政府编纂的成药药典。

【答题技巧】牢记方剂学的发展进程中各时期的代表医著及在方剂学发展史上的重要作用，避免混淆。

3. 医学史上复方的出现，最迟应在（　　）时期。

【正确答案】春秋战国。

【答案分析】我国目前现存最早的方书，成书年代约在战国晚期，所以医学史上复方的出现，最迟应在春秋战国时期。

【答题技巧】牢记方剂学的发展进程中各时期的代表医著及在方剂学发展史上的重要作用，避免混淆。

4. 我国现存最早的外科专科方书是（　　）。

【正确答案】《刘涓子鬼遗方》

【答案分析】《刘涓子鬼遗方》是晋·刘涓子初辑，后经南齐·龚庆宣整理而成，收录了疮、痈疽、疥癣、烫火伤等内服、外用方140余首，是我国现存最早的中医外科方书。

【答题技巧】牢记方剂学的发展进程中各时期的代表医著及在方剂学发展史上的重要作用，避免混淆。

5. 开后世方论之先河的医著是（　　）。

【正确答案】《伤寒明理药方论》

【答案分析】成无己所著《伤寒明理药方论》，运用《内经》君、臣、佐、使的组方理论，系统阐述《伤寒论》中20首常用方剂的组方原理及方、药间的配伍关系，开后世方论之先河，拓展了方剂学的学术领域。

【答题技巧】牢记方剂学的发展进程中各时期的代表医著及在方剂学发展史上的重要作用，避免混淆。

6. 清法具有（　　）、（　　）、（　　）、（　　）等作用。

【正确答案】清热　泻火　凉血　解毒

【答案分析】本题主要考查清法的含义、功能与适用范围。清法是通过清热、泻火、解毒、凉血等作用，以清除体内温热火毒之邪的一类治法。

【答题技巧】掌握治疗"八法"的基本内容，避免错乱。

7. 消法适用于（　　）、（　　）、（　　）、（　　）、（　　）、疳积虫积及疮疡痈肿等病证。

【正确答案】饮食停滞　气滞血瘀　癥瘕积聚　水湿内停　痰饮不化

【答案分析】本题主要考查对消法的含义、功能与适用范围的识记。消法是通过消食导滞、行气活血、化痰利水、驱虫等方法，使气、血、痰、食、水、虫等渐积而成的有形之邪渐消缓散的一类治疗方法。适用于饮食停滞、气滞血瘀、癥瘕积聚、水湿内停、痰饮不化、疳积虫积及疮疡痈肿等病证。若未能正确理解与掌握和法的含义、特点与适用范围，就有可能混淆。

【答题技巧】掌握治疗"八法"的基本内容,避免错乱。

8. 和法适用于(　　)、(　　)、(　　)、(　　)、(　　)、(　　)、(　　)等病证。

【正确答案】邪在少阳　邪在募原　肝脾不和　肠寒胃热　气血失和　营卫失和　表里同病

【答案分析】本题主要考查对"和法"的含义、功能与适用范围的识记。和法是通过和解与调和作用,使半表半里之邪,或脏腑、阴阳、表里失和之证得以解除的一类治法。该法的特点是作用缓和,照顾全面,应用较为广泛,适应的证情比较复杂。和法不同于汗、吐、下三种治法以专事攻邪为目的,也不同于补法以专补正气为目标,而是通过缓和的手段以解除外邪,通过调盈济虚,平亢扶卑以恢复脏腑功能的协调。其适用于邪在少阳、邪在募原、肝脾不和、肠寒胃热、气血失和、营卫失和、表里同病等病证。若未能正确理解与掌握和法的含义、特点与适用范围,就有可能混乱致错。

【答题技巧】掌握治疗"八法"的基本内容,避免错乱。

9. "七方"的内容包括大、小、(　　)、(　　)、(　　)、(　　)和重(复)等七方。

【正确答案】缓　急　奇　偶

【答案分析】本题主要考查方剂的分类与溯源及"七方"的内容。"七方"说,始于《黄帝内经》,至金代成无己在《伤寒明理药方论·序》中指出:"制方之用,大、小、缓、急、奇、偶、复七方是也"。首次明确提出"七方"的概念,并将《内经》的"重"改为"复"。

【答题技巧】了解熟悉"七方"的基本内容。

10. "十剂"的内容包括宣、通、(　　)、(　　)、(　　)、(　　)、轻、重、燥、湿。

【正确答案】补　泻　滑　涩

【答案分析】本题主要考查方剂的分类与溯源。"十剂"说,始于唐代陈藏器的《本草拾遗》,原是按功用归类药物的一种方法,宋·赵佶《圣济经》于每种之后添一"剂"字。至金·成无己在《伤寒明理药方论》中说:"制方之体,宣、通、补、泻、轻、重、涩、滑、燥、湿十剂是也",至此才正式有"十剂"这一名称。

【答题技巧】熟悉掌握"十剂"的基本内容。

11. 汤剂具有(　　),(　　),并能根据病情的变化随证加减等特点。

【正确答案】吸收快　迅速发挥药效

【答案分析】本题主要考查传统剂型"汤剂"的特点。

【答题技巧】理解掌握汤剂的基本特点。

12. 关于反佐服药法,《素问·五常政大论》谓治热以寒,(　　);治寒以热,(　　)。

【正确答案】温而行之　凉而行之

【答案分析】本题主要考查反佐服药法的理论依据。

【答题技巧】了解反佐服药法。

13. 服用峻烈或毒性方药,宜(　　),(　　),至有效止,不可过量,以免中毒。

【正确答案】先进小量，而后渐增

【答案分析】本题主要考查对峻烈或有毒方药服用方法的掌握。

【答题技巧】了解峻烈或毒性方药可能对人体造成损害，在服用时如何能避免这种损害。

14. 臣药的意义有（　　）和（　　）两种。

【正确答案】辅助君药加强其治疗主病或主证作用的药物　针对兼病或兼证起治疗作用的药物。

【答案分析】本题主要考查对方剂组方形式"君、臣、佐、使"含义的记忆。臣药有两种意义，一是辅助君药加强其治疗主病或主证作用的药物，二是针对重要的兼病或兼证起治疗作用的药物。

【答题技巧】牢记"君、臣、佐、使"药的含义。

15. 佐药包括（　　）、（　　）、（　　）三类。

【正确答案】佐助药　佐制药　反佐药

【答案分析】本题主要考查对"佐药"含义的记忆。佐药有三种意义，佐助药、佐制药和反佐药。

【答题技巧】掌握"君、臣、佐、使"中佐药的分类及其特点。

16. 使药包括（　　）、（　　）两类。

【正确答案】引经药　调和药

【答案分析】本题主要考查对使药含义的记忆。使药有两种意义，引经药与调和药。

【答题技巧】掌握"君、臣、佐、使"中使药的基本含义。

17. 方剂的变化有（　　）、（　　）、（　　）三种基本形式。

【正确答案】药味加减的变化　药量增减的变化　剂型更换的变化

【答案分析】本题主要对方剂变化应用记忆的考查。方剂变化的应用主要有药味加减的变化、药量增减的变化、剂型更换的变化三种基本形式。

【答题技巧】熟练掌握方剂变化应用的三种基本形式。

（四）简答题

1. 金元时期在方剂学的创新方面有何特点？

【正确答案】金元时期的学术争鸣，出现了各家争创新论、立新法、制新方的学术局面，在宋儒理学"格物致知"的影响下，开始了医方义理的探讨。如张元素认为"运气不齐，古今异轨，古方今病，不相能也"，主张治病不应拘泥古方，而当吸取众家之长，化裁古方，创制新方。刘完素的《黄帝素问宣明论方》（简称《宣明论方》）及《素问玄机原病式》《素问病机气宜保命集》，张从正的《儒门事亲》，李杲的《内外伤辨惑论》《脾胃论》，朱丹溪的《局方发挥》《格致余论》，等等，大大丰富了医学理论，推动了方剂学的进一步发展。成无己所著《伤寒明理药方论》，运用《内经》君、臣、佐、使的组方理论，系统阐述《伤寒论》中20首常用方剂的组方原理及方、药间的配伍关系，开后世方论之先河，拓展了方剂学的学术领域。

【答案分析】本题主要考查金元时期对方剂学理论创新的贡献。在答题表述上，易出现层次不清楚、表述不严谨、内容不全面等问题。

【答题技巧】准确把握金元时期方剂学理论创新的几位代表医家：主张"师古不泥古"化裁古方、创制新方的张元素，各有建树的"金元四大家"，开方论之先河的成无己等。表述层次要清晰，表达宜完整。

2. 治法与方剂的关系是怎样的？

【正确答案】治法与方剂的关系可概括为：治法是用方或组方的依据，方剂是完成和体现治法的主要手段。二者之间是相互依存，密不可分。

【答案分析】在答题表述上，易出现层次不清楚、表述不严谨、内容不全面等问题，往往将两者之间的关系表述不清楚。

【答题技巧】准确理解与掌握治法与方剂的关系。简答题力求简明扼要、重点突出，将知识点表述明了即可，不须长篇大论。

3. 简述君药的含义，试举方例说明之。

【正确答案】君药是针对主病或主证起主要治疗作用的药物。是方中不可或缺，且药力居首的药物。如麻黄汤用治外感风寒表实证之恶寒发热，无汗而喘，方用麻黄辛温发汗，解散肌表之风寒，并能宣畅肺气以平喘咳，治疗主病主证，是为君药。

【答案分析】本题主要考查对方剂组方形式"君、臣、佐、使"含义的记忆与领会，以及在方剂组方中的实际运用。

【答题技巧】牢记"君、臣、佐、使"药的含义，选择有代表性的经典名方加以阐释。

4. 简述臣药的含义，并举方例说明之。

【正确答案】臣药一是辅助君药加强治疗主病或主证作用的药物，二是针对兼病或兼证起治疗作用的药物。如麻黄汤用桂枝，既助君药麻黄发汗解表之力，又能温经散寒止痛，以除头身疼痛，为臣药。

【答案分析】本题主要考查对方剂组方形式"君、臣、佐、使"含义的记忆与领会，以及在方剂组方中的实际运用。

【答题技巧】牢记"君、臣、佐、使"药的含义，选择有代表性的经典名方加以阐释。

5. 试述佐制药的含义，有何临床意义？试举方例说明之。

【正确答案】佐制药，是指制约君、臣药的峻烈之性，或减轻、消除君、臣药毒性的药物。方中配伍佐制药，既可在保证疗效的前提下，又能有效降低方剂的毒副作用，增强用药安全性。如辛温发汗峻剂麻黄汤中配伍的炙甘草，即起缓和麻黄、桂枝合力发汗之峻，使汗出不致过猛而耗伤正气。

【答案分析】本题主要考查对方剂组方形式"君、臣、佐、使"含义的记忆与领会，以及在方剂组方中的实际运用。

【答题技巧】牢记"君、臣、佐、使"药的含义，选择有代表性的经典名方加以阐释。

6. 简述使药的含义，试举方例说明之。

【正确答案】使药有二种意义：一是引经药，即能引方中诸药以达病所的药物。如麻黄汤之麻黄，归足太阳膀胱经和手太阴肺经，可引方中诸药走表入肺，兼作使药。二是调和药，即具有调和诸药作用的药物。如麻黄汤中甘草甘润和平，协调麻黄、桂枝相须为用，辛温发汗，协调麻黄、杏仁升降相宜。

【答案分析】本题主要考查对方剂组方形式"君、臣、佐、使"含义的记忆与领会，以及在方剂组方中的实际运用。

【答题技巧】牢记"君、臣、佐、使"药的含义，选择有代表性的经典名方加以阐释。

（五）问答题

1. 下法与消法有何异同？临床如何应用？

【正确答案】下法是通过荡涤肠胃、通泄大便的方法，使停留于胃肠的有形积滞从大便排出的一种治法。消法是通过消食导滞、行气活血、化痰利水、驱虫等方法，使气、血、痰、食、水、虫等有形之邪渐消缓散的一种治法。由此可见，下法与消法是同是治疗体内有形实邪的方法，但在适应证上有所不同。下法所治病证，大抵病势急迫，形证俱实，邪在肠胃，必须速除，而且是可以从下窍而出者。消法所治，主要是病在脏腑、经络、肌肉之间，邪坚病固而来势较缓，属渐积而成，且多虚实夹杂，尤其是气血积聚而成之癥瘕痞块、痰核瘰疬等，不可能迅即消除，必须渐消缓散。

【答案分析】在答题表述上，易出现层次不清楚、表述不严谨、内容不全面等问题，甚至把本应叙述的内容，简单以表格的形式分列，没有真正比较两者的异同。

【答题技巧】掌握治疗"八法"的基本内容，避免错乱。两类治法或多类治法比较异同的问答题，需要先理清各自的基本含义，将诸方面的相同点综合论述，再从功能特点、适应病证范围等层面上，分别阐释其不同之处。回答问题时不宜画图表。层次清楚、表述严谨、内容全面是回答这类问题的关键。

2. 何谓方剂的组方原则（或组方结构）？请阐述其含义。

【正确答案】方剂的组方原则（组方结构）为君臣佐使。

方剂中的君、臣、佐、使，主要是根据所治病情和方中药物的作用主次来确定的。

君药是针对主病或主证起主要治疗作用的药物。是方中不可或缺，且药力居首的药物。

臣药一是辅助君药加强治疗主病或主证作用的药物，二是针对兼病或兼证起治疗作用的药物。

佐药有三种意义：佐助药协助君、臣药以加强治疗作用，或直接治疗次要兼证的药物；佐制药是指制约君、臣药的峻烈之性，或减轻、消除君、臣药毒性的药物；反佐药是根据某些病情之需，配伍少量与君药性味或作用相反而又能在治疗中起相成作用的药物。

使药有二种意义：一是引经药，即能引方中诸药以达病所的药物；二是调和药，即具有调和诸药作用的药物。

【答案分析】本题主要对方剂组方形式"君臣佐使"的考查。在答题表述上，易出现层次不清楚、表述不严谨、内容不全面等问题。

【答题技巧】准确、全面掌握方剂组方形式"君臣佐使"的含义，按题目要求，分层次、逐一作答。

3.试述佐药的含义，并结合方例简要说明之。

【正确答案】佐药有三种意义：一是佐助药，佐助药协助君、臣药以加强治疗作用，或直接治疗次要兼证的药物。如麻黄汤中配伍杏仁肃降肺气，合麻黄一升一降，既利于麻黄平喘止咳，又助麻黄发汗解表。二是佐制药，是指制约君、臣药的峻烈之性，或减轻、消除君、臣药毒性的药物。如麻黄汤中炙甘草，甘缓麻、桂合力发汗之，使汗出不致过猛而耗伤正气。三是反佐药，是根据某些病情之需，配伍少量与君药性味或作用相反而又能在治疗中起相成作用的药物。如主治阳衰阴盛、格阳于外之通脉四逆加猪胆汁汤，方用大辛大热之姜、附通阳复脉，以苦寒之猪胆汁为反佐，既防寒邪拒药，又引虚阳复归于阴中。

【答案分析】本题主要对佐药意义的领会与运用的考查。在答题表述上，易出现层次不清楚、表述不严谨、方例不恰当、内容不全面等问题。

【答题技巧】准确表述佐药的三种意义，列举有代表性、切合题意经典名方加以阐释，要层次清晰，表达完整。

4.方剂中药物的用量变化对方剂的功效有何影响？试举方例阐述之。

【正确答案】方剂中药物的用量变化，对方剂功效的影响主要反映在两个方面。一是增减药量，可以改变方剂功用的强弱，但不致引起方剂结构的根本变化。如《伤寒论》中的四逆汤和通脉四逆汤，二方均由附子、干姜、炙甘草三药组成，但前者姜、附用量较小，主治阴盛阳微而致四肢厥逆、恶寒蜷卧、下利清谷、神衰欲寐、脉微细的证候，功用回阳救逆。后者姜、附用量较大，主治阴盛阳微、格阳于外而致四肢厥逆、身反不恶寒、下利清谷、脉微欲绝的证候。由于附子、干姜用量加大，所以其回阳救逆、破阴散寒作用更强。二是药量增减的变化，可以改变方剂的功用主治，并会导致方剂结构的根本变化。如小承气汤与厚朴三物汤均由大黄、枳实、厚朴三药组成，但前者主治热结里实之便秘身热、腹痛脘痞的阳明腑实轻证，重用大黄攻积泻热、通腑导滞为君，以枳实为臣、厚朴为佐行气导滞。而厚朴三物汤则重用厚朴（是小承气汤厚朴的4倍）为君，下气开郁，臣以枳实（量亦加重）助厚朴行气导滞，通降腑气，大黄为佐使，通腑以通导大便，主治肠胃气滞的便秘腹胀。前方以泻热攻积为主，后方以行气导滞为主。

【答案分析】本题主要考查方剂中药物的用量变化对方剂的功效影响。在答题表述上，易出现层次不清楚、表述不严谨、内容不全面等问题，有的甚至把用量的变化简单地用表格分列，没有清晰地表述用量变化与方剂功用、主治改变的关联性。

【答题技巧】本题答案有两个要点，一是量变尚不足以引起质变（方剂中药物配伍关系的根本变化），二是量变引起了质变（方剂中药物配伍关系的根本变化）。

5.方剂变化的基本形式有哪些？并就方剂的变化形式，结合方例简要说明之。

【正确答案】 方剂变化的基本形式有药味加减、药量增减和剂型更换三种基本形式。①药味加减的变化，如麻黄汤主治外恶寒发热，头身疼痛，无汗而喘之风寒表实证，若表寒较轻而肺失宣降之咳喘较重者，则去发表之桂枝，是为三拗汤；若风寒夹湿之身重者，则加白术祛湿并减缓麻黄汤发汗之力，使之缓缓微微发汗，而使湿邪随汗而解，是为麻黄加术汤。②药量增减的变化，如小承气汤主治热结里实之便秘身热、腹痛脘痞，重用大黄攻积泻热、通腑导滞为君，以枳实为臣、厚朴为佐行气导滞，若便秘是由肠胃气滞，则重用厚朴（是小承气汤厚朴的4倍）为君，下气开郁，臣以枳实（量亦加重）助厚朴行气导滞，通降腑气，大黄为佐使通腑以通导大便，是为厚朴三物汤。前方以泻热攻积为主，后方以行气导滞为主。③剂型更换的变化，如理中丸主治中焦虚寒之冷痛呕利，病势较缓，需缓慢温养散寒，故以丸剂。若中上二焦阳气俱虚，里寒凝滞之胸痹，则宜急散散其寒，急温其阳，故以汤剂，是为人参汤。

【答案分析】 本题主要是对方剂变化形式领会与应用的考查。在答题表述上，易出现层次不清楚、表述不严谨、方例不恰当、内容不全面等问题，有的甚至把这些变化简单地用表格分列，没有清晰地表述方剂变化与功用、主治改变的关联性。

【答题技巧】 准确表述方剂变化的三种基本形式，列举有代表性、切合题意经典名方加以阐释，层次要清晰，表达宜完整。

下篇 各论

第一章 解表剂

概述

◎ **重点** ◎

解表剂的概念、适应范围以及分类

◎ **难点** ◎

解表剂的使用注意事项

第一节 辛温解表剂

◎ **重点** ◎

1. 麻黄汤的组成、功用、主治、配伍意义及其配伍特点

2. 桂枝汤的组成、功用、主治、配伍意义、配伍特点以及与麻黄汤的应用鉴别

3. 九味羌活汤的组成、功用、主治、配伍特点

4. 香苏散的组成、功用、主治证

5. 小青龙汤的组成、功用、主治、配伍意义及其配伍特点

6. 止嗽散的组成、功用、主治、配伍特点

◎ **难点** ◎

1. 麻黄汤中麻黄与桂枝的配伍意义；临床使用注意事项

2. 桂枝汤的主治病机；方中桂枝与芍药的配伍意义

3. 九味羌活汤的主治病证；方中"分经论治"的配伍用药特点

4. 外寒内饮证的病机特点；小青龙汤中麻黄、桂枝与芍药的配伍意义，干姜、细辛、半夏与五味子配伍的意义

5. 止嗽散的配伍特点

第二节 辛凉解表剂

◎ **重点** ◎

1. 银翘散的组成、功用、主治、配伍意义及其配伍特点

2. 桑菊饮的组成、功用、主治以及与银翘散的应用鉴别

3. 麻黄杏仁甘草石膏汤的功用、主治、配伍意义以及与麻黄汤的应用鉴别

4. 柴葛解肌汤的组成、功用、主治证

◎ 难点 ◎

1. 荆芥穗、淡豆豉在银翘散中的配伍意义

2. 银翘散与桑菊饮在组成、功用、主治方面的异同

3. 麻黄杏仁甘草石膏汤主治证候的特点；方中麻黄与石膏的配伍意义；与麻黄汤在组成、功用、主治、配伍等方面的异同

第三节 扶正解表剂

◎ 重点 ◎

1. 败毒散的组成、功用、主治证候、配伍特点

2. 麻黄细辛附子汤的功用、主治证候

◎ 难点 ◎

1. 败毒散主治证候的特点；方中人参的配伍意义

2. 何为"逆流挽舟"法；喻嘉言为何用败毒散治疗外邪陷里之痢疾

常见试题

（一）单选题

1. 患者见恶寒发热，头身疼痛，无汗而喘，舌苔薄白，脉浮紧，临床首选代表方剂是（　　）

A. 麻黄汤　　　　　　　B. 桂枝汤　　　　　　　C. 九味羌活汤

D. 香苏散　　　　　　　E. 小青龙汤

【正确答案】A

【答案分析】本题主要考查对几首辛温解表代表方剂主治证候的掌握。以上方剂均为辛温解表剂，均能主治外感风寒之证，但桂枝汤主治外感风寒表虚证，症见头痛发热，汗出恶风，鼻鸣干呕，苔白不渴，脉浮缓或浮弱；九味羌活汤主治外感风寒湿邪，内有蕴热证，症见恶寒发热，肌表无汗，头痛项强，肢体酸楚疼痛，口苦而渴；香苏散主治外感风寒，气郁不舒证，症见恶寒发热，头痛无汗，胸脘痞闷，不思饮食，舌苔薄白，脉浮；小青龙汤主治外寒内饮证，症见恶寒发热，无汗，喘咳，痰多而稀，或痰饮咳喘，不得平卧，或身体疼重，头面四肢浮肿，舌苔白滑，脉浮。

【答题技巧】牢记麻黄汤所主治之外感风寒表实证的主要临床特点；鉴别辛温解表方剂主治病证的异同，避免混淆。

2. 桂枝汤中桂枝与芍药的配伍比例是（　　）

A. 1∶1　　　　　　　　B. 2∶1　　　　　　　　C. 5∶1

D. 6∶1　　　　　　　　E. 7∶1

【正确答案】A

【答案分析】本题主要考查对方剂配伍药物之间用量比例的掌握。在所学方剂中需要特别注意用量比例的是：麻黄杏仁甘草石膏汤中石膏与麻黄的用量比例为2∶1；当归补血汤中黄芪与当归的用量比例为5∶1；左金丸中黄连与吴茱萸或六一散中滑石与甘草的用量比例为6∶1；麦门冬汤中麦门冬与半夏的用量比例为7∶1。

【答题技巧】掌握桂枝汤中桂枝与芍药等量配伍的意义和特点；理解并熟记麻黄杏仁甘草石膏汤、当归补血汤、左金丸、六一散、麦门冬汤等方剂中有特殊用量比例的药物配伍，避免混淆。

3. 下列方剂中，药物配伍具有"分经论治"特点的是（　　）

A. 败毒散　　　　　　B. 小青龙汤　　　　　　C. 九味羌活汤

D. 独活寄生汤　　　　E. 香苏散

【正确答案】C

【答案分析】本题主要考查对九味羌活汤配伍特点的掌握。九味羌活汤主治外感风寒湿邪、内有蕴热证，方中羌活祛风除湿，主入太阳经；苍术发汗祛湿，入太阴经；细辛善止少阴头痛；白芷擅解阳明头痛；川芎长于止少阳厥阴头痛。上五味药合用，体现"分经论治"的组方思路，此为九味羌活汤的主要配伍特点。

【答题技巧】熟练掌握九味羌活汤的配伍意义和配伍特点。

4. 具有解表散寒，温肺化饮作用，主治外寒内饮证的代表方剂是（　　）

A. 麻黄汤　　　　　　B. 桂枝汤　　　　　　C. 小青龙汤

D. 九味羌活汤　　　　E. 止嗽散

【正确答案】C

【答案分析】本题主要考查对小青龙汤功用、主治证候的掌握。小青龙汤主治外寒内饮证，临床多见恶寒发热、头身疼痛、无汗、喘咳、痰涎清稀而量多、胸痞、头面四肢浮肿、舌苔白滑、脉浮等症，小青龙汤中麻黄、桂枝解表散寒，宣肺平喘；干姜、细辛温肺化饮；五味子敛肺止咳，芍药和营养阴，半夏燥湿化痰，散中有收，开中有合，以达解表散寒、温肺化饮之效。A、B、D、E诸方，虽均为辛温解表之剂，但功用及主治证候均不属此列。

【答题技巧】熟练掌握小青龙汤的功用、主治证候特点。

5. 小青龙汤组成中含有的药物是（　　）

A. 干姜　　　　　　　B. 姜汁　　　　　　　C. 生姜

D. 煨姜　　　　　　　E. 姜炭

【正确答案】A

【答案分析】本题主要考查对小青龙汤组成药物的掌握。小青龙汤主治外寒内饮证，方中以麻黄、桂枝解表散寒为主，配伍干姜、细辛温肺化饮，其中干姜辛温，归肺、脾二经，既可温阳化饮，又可温健脾胃，使得脾胃运化有权，痰湿不生，旨在健脾以杜生痰之源，故小青龙汤方中用干姜。

【答题技巧】在熟练掌握小青龙汤药物组成的基础上，透彻理解小青龙汤的主治证候特点，以及方中干姜的配伍意义。

6. 止嗽散方中含有的药物是（　　）
   A. 白前、陈皮、荆芥　　　B. 前胡、半夏、苏叶　　　C. 贝母、枳壳、杏仁
   D. 半夏、苏子、桑叶　　　E. 百部、桔梗、杏仁
   【正确答案】A
   【答案分析】本题主要考查对止嗽散组成药物的掌握。止嗽散主治风邪犯肺之咳嗽证，方中以紫菀、百部止咳化痰；桔梗、白前一宣一降，宣利肺气；荆芥疏风解表，陈皮理气化痰；甘草调和诸药，利咽止咳。方中七味药物配伍，共奏宣利肺气、疏风止咳之功。原方组成中无半夏、苏子、苏叶、贝母、桑叶、枳壳、杏仁等药物，故B、C、D、E均不正确。
   【答题技巧】熟练掌握止嗽散的药物组成，并注意与苏子降气汤、定喘汤等止咳定喘方剂相鉴别。

7. 银翘散的功用是（　　）
   A. 疏风清热，宣肺止咳　　　B. 辛凉透表，清热解毒　　　C. 发汗祛湿，兼清里热
   D. 辛凉宣泄，清肺平喘　　　E. 清肺化痰，逐瘀排脓
   【正确答案】B
   【答案分析】本题主要考查对银翘散功用的掌握。银翘散主治发热、微恶风寒，无汗或有汗不畅，头痛口渴，咳嗽咽痛，舌尖红，苔薄白或薄黄，脉浮数等温病初起之证，功用辛凉透表、清热解毒，故B为正确答案。答案A是桑菊饮之功用；C为九味羌活汤功用；D为麻黄杏仁甘草石膏汤之功用；E为苇茎汤功用，故均不正确。
   【答题技巧】熟练掌握银翘散的功用特点，并注意与桑菊饮、九味羌活汤、麻黄杏仁甘草石膏汤、苇茎汤等功用相近方剂的鉴别。

8. 被吴鞠通称为"辛凉轻剂"的方剂是（　　）
   A. 银翘散　　　B. 桑菊饮　　　C. 杏苏散
   D. 麻黄杏仁甘草石膏汤　　　E. 白虎汤
   【正确答案】B
   【答案分析】本题主要考查对桑菊饮配伍特点的掌握。桑菊饮主治风温初起，邪客肺络证，方中以桑叶、菊花配伍杏仁，肃肺止咳之力大，但解表清热作用较银翘散弱，吴鞠通称之为"辛凉轻剂"，故正确答案是B。银翘散用银花、连翘配伍荆芥、豆豉、牛蒡子、竹叶，解表清热之力强，吴鞠通称之为"辛凉平剂"。白虎汤用石膏配伍知母，清热透邪之力最强，故称之为"辛凉重剂"。

【答题技巧】掌握桑菊饮的配伍特点，理解吴鞠通"辛凉轻剂""辛凉平剂""辛凉重剂"所指之方剂。

9.体现"逆流挽舟"法的方剂是（ ）
A.杏苏散　　　　　　B.止嗽散　　　　　　C.败毒散
D.香薷散　　　　　　E.银翘散

【正确答案】C

【答案分析】本题主要考查对败毒散主治及配伍特点的掌握。败毒散由羌活、独活、川芎、人参等散寒祛湿、益气解表药物组成，清代医家喻嘉言用本方治疗外邪陷里而成之痢疾，意即疏散风邪，表气疏通，里滞亦除，其痢自止，此种治法，称为"逆流挽舟"法，故正确答案是C。

【答题技巧】掌握败毒散治疗痢疾之特点，理解喻嘉言"逆流挽舟"法所用方剂及应用特点。

（二）多选题

1.桂枝在麻黄汤中的作用是（ ）
A.解肌发表　　　　　B.调和营卫　　　　　C.温通经脉
D.温阳化气　　　　　E.平冲降逆

【正确答案】AC

【答案分析】本题主要考查对麻黄汤中桂枝配伍意义的掌握。麻黄汤主治外感风寒表实证，风寒之邪外袭肌表，卫阳被遏，腠理闭塞，营阴郁滞，经脉不通，故见恶寒发热、无汗、头身疼痛等症，方中用麻黄发汗解表、宣肺平喘；配伍桂枝，解肌发表，助麻黄开腠达卫，又温通经脉，畅行营阴，使疼痛之症得解，故正确答案是A、C。

【答题技巧】熟练掌握麻黄汤的配伍意义，比较并掌握桂枝在麻黄汤、桂枝汤、五苓散、桃核承气汤、桂枝茯苓丸、瓜蒌薤白桂枝汤等不同方剂中的配伍意义和特点。

2.桂枝汤中调和营卫的药对是（ ）
A.桂枝与芍药　　　　B.生姜与大枣　　　　C.桂枝与甘草
D.生姜与桂枝　　　　E.芍药与甘草

【正确答案】AB

【答案分析】本题主要考查对桂枝汤配伍意义的掌握。桂枝汤主治外感风寒表虚证，方中桂枝解肌发表而祛在表之风邪，芍药益阴敛营，敛固外泄之营阴，二药等量配伍，营卫同治，邪正兼顾，为调和营卫之常用药对。方中生姜助桂枝辛散表邪，又兼和胃止呕，大枣既能益气和中，又可滋脾生津，二药合用，是为补脾和胃、调和营卫之另一常用药对。故本题的正确答案是A、B。选项C、D、E的药物配伍，虽亦为桂枝汤方的重要药对，但主要体现了辛甘化阳、辛散表邪以及酸甘化阴等作用，不发挥调和营卫之功效，故均为错误选项。

【答题技巧】熟练掌握桂枝汤的配伍意义，理解桂枝汤中桂枝与芍药、生姜与大枣等核心药对的配伍特点。

3.九味羌活汤中具有清泄里热作用的药物是（ ）

A. 黄连   B. 黄芩   C. 石膏
D. 生地黄   E. 知母

【正确答案】BD

【答案分析】本题主要考查对九味羌活汤组成药物及配伍特点的掌握。九味羌活汤主治外感风寒湿邪，内有蕴热证。方中以羌活、防风、苍术、细辛、白芷、川芎祛风除湿、散寒止痛；又配伍黄芩、生地黄清泄里热，兼防辛温燥烈之品伤津之弊，故B、D为正确答案。选项A、C、E中的药物虽均为清热药，但不属于九味羌活汤的组成药物，故均不正确。

【答题技巧】熟练掌握九味羌活汤的组成及配伍意义，理解方中黄芩、生地黄的配伍意义。

4. 银翘散与桑菊饮中共有的药物是（　　）
A. 杏仁   B. 连翘   C. 荆芥
D. 桔梗   E. 芦根

【正确答案】BDE

【答案分析】本题主要考查对银翘散、桑菊饮组成药物的掌握。银翘散、桑菊饮都是治疗温病初起的辛凉解表方剂，银翘散用银花、连翘配伍荆芥穗、淡豆豉、薄荷、牛蒡子、芦根、竹叶、桔梗、甘草，辛凉透表，清热解毒；桑菊饮用桑叶、菊花配伍薄荷、杏仁、桔梗、连翘、芦根、甘草，疏风清热，宣肺止咳。故两方共有的组成药物有连翘、桔梗、芦根、薄荷、甘草，选项B、D、E为正确答案。银翘散中有荆芥，桑菊饮中有杏仁，荆芥、杏仁不是两方共有药物，故A、C选项不正确。

【答题技巧】在理解银翘散、桑菊饮主治证候特点的基础上，比较并熟练掌握两方在组成药物方面的异同。

（三）填空题

1. 被誉为"仲景群方之冠"的方剂是（　　）

【正确答案】桂枝汤

【答案分析】本题主要考查对桂枝汤组方特点的掌握。桂枝汤解肌发表、调和营卫，主治外感风寒表虚证，全方药仅五味，但结构严谨，发中有补，散中有收，邪正兼顾，阴阳并调，故柯琴在《伤寒来苏集》中赞桂枝汤"为仲景群方之冠，乃滋阴和阳，调和营卫，解肌发汗之总方也。"

【答题技巧】掌握桂枝汤主治证候特点，理解全方调和营卫、阴阳并调的配伍用药特点。

2. 具有宣利肺气、疏风止咳功用的方剂是（　　）

【正确答案】止嗽散

【答案分析】本题主要考查对止嗽散功用的掌握。止嗽散主治咳嗽咽痒、微恶风发热、苔薄白之风邪犯肺证，方中以紫菀、百部止咳化痰；桔梗、白前宣降肺气；荆芥疏风解表；陈皮理气化痰；甘草调和诸药、利咽止咳，共奏宣利肺气、疏风止咳之功。

【答题技巧】熟练掌握止嗽散的功用，理解本方温润和平、不寒不热的配伍特点。

3. 麻黄杏仁甘草石膏汤的功用是（　　）

【正确答案】辛凉疏表，清肺平喘

【答案分析】本题主要考查对麻黄杏仁甘草石膏汤功用的掌握。麻黄杏仁甘草石膏汤主治发热、喘咳、苔薄黄、脉数之外感风邪、邪热壅肺证，方中以麻黄开宣肺气，解表散邪；石膏清泄肺热，辛散透邪；杏仁降利肺气；甘草益气和中，调和药性。诸药配伍，共奏辛凉疏表、清肺平喘之效。

【答题技巧】熟练掌握麻黄杏仁甘草石膏汤的功用，并注意与银翘散、桑菊饮等辛凉解表方剂以及止嗽散、泻白散、苇茎汤、定喘汤等止咳平喘方剂的功用相鉴别。

（四）简答题

1. 麻黄汤、麻黄杏仁甘草石膏汤均治喘咳之证，临床如何区别应用？

【正确答案】麻黄汤主治外感风寒表实证之喘咳；麻黄杏仁甘草石膏汤主治外感风邪、邪热壅肺之喘咳。

【答案分析】本题主要考查对麻黄汤、麻黄杏仁甘草石膏汤主治证候的掌握。麻黄汤以麻黄与桂枝、杏仁配伍，发汗解表，宣肺平喘，主治风寒束表、肺气失宣之喘咳；麻黄杏仁甘草石膏汤以麻黄配伍石膏、杏仁，清热宣肺，解表祛邪，主治表邪入里化热，壅遏于肺所致喘咳证。

【答题技巧】理解并掌握麻黄汤、麻黄杏仁甘草石膏汤在组成、功用、主治证候方面的异同。

2. 银翘散是辛凉解表方，方中为何配伍辛温的荆芥穗和淡豆豉？

【正确答案】银翘散辛凉透表，清热解毒，主治温病初起。方中用银花、连翘配伍薄荷、牛蒡子疏散风热、清热解毒；荆芥穗、淡豆豉辛而微温，解表散邪，二药虽属辛温，但辛而不烈，温而不燥，配入到辛凉解表方中，增强辛散透表之力，为去性存用之法。

【答案分析】本题主要考查对银翘散配伍特点的掌握。银翘散辛凉透表，清热解毒，方中以辛凉为主，配伍少量辛温之品，既有利于透邪，又不悖辛凉之旨，为治疗外感风热表证的常用代表方剂。

【答题技巧】掌握银翘散的配伍特点，理解辛凉之中配伍少量辛温之品的意义。

3. 麻黄杏仁甘草石膏汤中石膏与麻黄配伍有何意义？

【正确答案】麻黄杏仁甘草石膏汤辛凉疏表，清肺平喘，主治外感风邪，邪热壅肺证。方中麻黄辛温，开宣肺气以平喘，开腠解表以散邪；石膏辛甘大寒，清泄肺热以生津，辛散解肌以透邪。二药一辛温，一辛寒；一以宣肺为主，一以清肺为主，且俱能透邪于外，合用则相反之中寓有相辅之意，既消除致病之因，又调理肺的宣发功能，共用为君药，石膏倍于麻黄，使本方不失为辛凉之剂。麻黄得石膏，宣肺平喘而不助热；石膏得麻黄，清解肺热而不凉遏，相反相成。

【答案分析】本题主要考查对麻黄杏仁甘草石膏汤配伍特点的掌握。麻黄杏仁甘草石膏汤方中石膏倍于麻黄，解表与清肺并用，重在清宣肺热，不在发汗。

【答题技巧】掌握麻黄杏仁甘草石膏汤的配伍特点，理解石膏倍于麻黄的意义。

4. 简述败毒散中人参的配伍意义。

【正确答案】败毒散主治气虚外感风寒湿证，方中人参为佐药，益气以扶正，一则助正气以鼓邪外出，并可防邪复入；二则令全方散中有补，不致耗伤真元。

【答案分析】本题主要考查对败毒散中人参配伍意义的掌握。败毒散散寒祛湿，益气解表，主治正气素虚、又感风寒湿邪之证，方中以羌活、独活、川芎、柴胡、枳壳、桔梗、前胡等祛风散寒除湿、宣畅气机之品与人参、茯苓、甘草等益气扶正药物相配伍，邪正兼顾，解表不伤正，扶正不留邪，相辅相成。

【答题技巧】理解败毒散主治证候特点，熟练掌握人参在败毒散中的配伍意义。

（五）问答题

1. 麻黄汤与桂枝汤同为辛温解表剂，两方在组成、功用、主治方面有何异同？

【正确答案】麻黄汤和桂枝汤同为辛温解表剂，在组成上均有桂枝、甘草两味药物，均有解表散寒之功，都可以用于治疗外感风寒表证。但麻黄汤方中，以麻黄与桂枝配伍发汗解表、温通经脉，麻黄与杏仁配伍宣降肺气、止咳平喘，全方四药相合，共奏发汗解表、宣肺平喘之功，主治外感风寒表实证，临床症见发热恶寒，头身疼痛，无汗而喘，舌苔薄白，脉浮紧者，为辛温发汗之峻剂；桂枝汤方中，以桂枝与芍药等量配伍，又与生姜、大枣、炙甘草相合，具有解肌发表、调和营卫之功，主治外感风寒表虚证，临床以头痛发热、汗出恶风、鼻鸣干呕、苔白不渴、脉浮缓或浮弱为主要表现者，为辛温解表之和剂。

【答案分析】在答题表述上，易出现层次不清楚、表述不严谨、内容不全面等问题，甚至把两方的组成、功用、主治证分别叙述或分列表格，没有真正比较两者的异同。

【答题技巧】两方或多方比较异同的问答题，需要先将方剂组成、功用、主治方面的相同点综合论述，再从组成、功用、主治三个层面上分别阐释每一首方剂的具体内容，有配伍特点的务必一并列出。回答问题时不宜画图表。层次清楚、表述严谨、内容全面是回答这类问题的关键。

2. 试述小青龙汤的组方意义及配伍特点。

【正确答案】小青龙汤的功用是解表散寒，温肺化饮，主治外寒内饮证。方中麻黄、桂枝相须为君，发汗散寒解表；且麻黄辛温宣肺平喘，肺气宣畅，既有利于解表，又助行水化饮；桂枝辛散温通，温阳化气以助里饮之化。臣药干姜、细辛温肺化饮，又助麻、桂解表。然素有痰饮，脾肺本虚，纯用辛温发散，恐耗伤肺气，故佐以五味子敛肺止咳，芍药和营养血，二药与辛散之品相伍，一散一收防耗散肺气，增止咳平喘之功，又防诸药辛散温燥伤津。姜、辛、味三药配伍为温肺化饮之要药。半夏燥湿化痰，降逆和胃，亦为佐药。佐使药炙甘草益气和中，调和诸药。合白芍酸甘化阴，以缓麻、桂辛散太过。诸药合用，配伍严谨，散中有收，开中有合，宣中有降，使风寒解，营卫和，水饮除，宣降复，则诸症可平。

【答案分析】本题主要考查对小青龙汤组成、功用、主治证候以及配伍意义、配伍特点的全面掌握。小青龙汤是临床治疗外寒内饮证的代表方剂，组方严谨，特点突出，其组方意义和配伍特点是方剂学测试中非常重要的考点。

【答题技巧】此类问答题的得分要点包括：方剂的功用、主治证候、方中药物君臣佐使的配伍意义，以及全方的配伍特点。失分的环节多包括：遗漏功用、主治；君臣佐使表述不准确；药物之间的相互关系交代不清；配伍特点描述不确切等等。全面理解并掌握重点方剂的组成、功用、主治证候以及配伍意义、配伍特点，是提高此类问答题得分的关键。

第二章 泻下剂

概述

◎ **重点** ◎

泻下剂的概念、适应证以及分类

◎ **难点** ◎

泻下剂的使用注意事项

第一节 寒下剂

◎ **重点** ◎

1. 寒下剂的适应证及常用配伍
2. 大承气汤的组成、功用、主治、配伍意义、配伍特点及用法要点

◎ **难点** ◎

大承气汤的主治病机以及所体现的治法

第二节 温下剂

◎ **重点** ◎

1. 温下剂的适应证及常用配伍
2. 温脾汤的组成、功用、主治、配伍意义及配伍特点

◎ **难点** ◎

温脾汤的配伍特点

第三节 润下剂

◎ **重点** ◎

1. 润下剂的适应证及常用配伍

2.麻子仁丸的组成、功用及主治证

◎ 难点 ◎

脾约证的病机；麻子仁丸"缓下"特点

第四节　逐水剂

◎ 重点 ◎

1.逐水剂的适应证及常用配伍
2.十枣汤的组成、功用、主治、配伍意义及用法要点

◎ 难点 ◎

十枣汤的用法要点以及方中大枣的配伍意义

第五节　攻补兼施剂

◎ 重点 ◎

1.攻补兼施剂的适应证及常用配伍
2.黄龙汤的组成、功用、主治及其配伍特点

◎ 难点 ◎

黄龙汤方中桔梗的配伍意义

常见试题

（一）单选题

1.大承气汤的功用是（　　）

A.轻下热结　　　　　　　B.泻热破瘀　　　　　　　C.缓下热结

D.峻下热结　　　　　　　E.润肠泻热

【正确答案】D

【答案分析】本题主要考查对大承气汤功用的掌握，其功用是峻下热结。选项A是小承气汤的功用，选项C是调胃承气汤的功用，B、E为干扰项。

【答题技巧】牢记大承气汤、小承气汤和调胃承气汤在功用上的异同，避免混淆。

2.麻子仁丸的主治证是（　　）

A.阳明腑实便秘证　　　　B.胃热脾约便秘证　　　　C.阳虚寒积便秘证

D.阳明腑实，气血不足便秘证　　E.肾虚气弱便秘证

【正确答案】B

【答案分析】本题主要考查对麻子仁丸主治病机的掌握。麻子仁丸（脾约丸）是润下剂的代表方剂，有润肠泻热，行气通便之功，主治胃肠燥热，脾约便秘证。选项A是大承气汤的主治证，选项C是温脾汤的主治证，选项D是黄龙汤的主治证，选项E是济川煎的主治证。

【答题技巧】熟练掌握泻下剂中具有通便作用方剂的病机特点，避免混淆。

3. 遣药配伍中体现"通因通用"治法的方剂是（　　）
   A. 凉膈散　　　　　　B. 白头翁汤　　　　　　C. 大承气汤
   D. 痛泻要方　　　　　E. 葛根芩连汤

【正确答案】C

【答案分析】本题主要考察对大承气汤主治病机及配伍特点的掌握。热结旁流是大承气汤主治证之一，"热结"为假象，燥屎内结才是本质，故用峻下之法，使热结得去，"旁流"可止，属"通因通用"之法。而凉膈散、白头翁汤、痛泻要方、葛根芩连汤中均没有体现"通因通用"治法的药物配伍。

【答题技巧】明确热结旁流证的病因病机，掌握大承气汤通因通用法的应用特点。

（二）多选题

1. 大承气汤的药物组成包括（　　）
   A. 大黄　　　　　　　B. 厚朴　　　　　　　　C. 芒硝
   D. 黄芩　　　　　　　E. 枳实

【正确答案】ABCE

【答案分析】本题主要考察对大承气汤药物组成的掌握。大承气汤由大黄、芒硝、厚朴、枳实组成，有峻下热结之功，主治阳明腑实证、热结旁流证、里热实证之热厥、痉病或发狂等证。

【答题技巧】牢记大承气汤的药物组成。

2. 十枣汤的用法要点包括（　　）
   A. 清晨空腹服　　　　　　B. 甘遂、大戟、芫花等分为末
   C. 大枣煎汤送服　　　　　D. 每服0.5～1g，每日1次
   E. 服药得快下利后，糜粥自养

【正确答案】ABCDE

【答案分析】本题主要考察对十枣汤用法要点的掌握。十枣汤由芫花、大戟、甘遂、大枣组成，功用攻逐水饮，主治悬饮、实水。用法要点包括：上三药等分为末，或装入胶囊；每服0.5～1g，每日1次；大枣10枚煎汤送服；清晨空腹服；得快下利后，糜粥自养。

【答题技巧】熟练掌握十枣汤的用法要点，特别是十枣汤的服用时间。

3. 温脾汤的君药是（　　）
   A. 芒硝　　　　　　　B. 大黄　　　　　　　　C. 附子
   D. 干姜　　　　　　　E. 人参

【正确答案】BC

【答案分析】本题主要考察对温脾汤的组成及配伍意义的掌握。温脾汤由大黄、附子、芒硝、干姜、人参、当归、甘草组成，功用攻下冷积，温补脾阳，主治阳虚寒积证。方中附子温壮脾阳，解散寒凝，大黄泻下冷积，共为君药。芒硝泻下润肠软坚，干姜温中散寒，共为臣药。人参、当归益气养血，为佐药。甘草益气、调药为佐使。

【答题技巧】熟练掌握温脾汤的药物组成及配伍意义。

（三）填空题

1. 润下剂的代表方剂是（　　）

【正确答案】麻子仁丸

【答案分析】本题主要考察泻下剂的分类及代表方剂。泻下剂分为五类，寒下剂的代表方剂是大承气汤、大黄牡丹汤；温下剂的代表方剂是温脾汤；润下剂的代表方剂是麻子仁丸；逐水剂的代表方剂是十枣汤；攻补兼施剂的代表方剂是黄龙汤。

【答题技巧】牢记泻下剂的分类及其各类的代表方剂。

2. 十枣汤为（　　）的代表方，又是治疗（　　）、（　　）的常用方剂。

【正确答案】逐水　悬饮　水肿

【答案分析】十枣汤是逐水的代表方剂，有攻逐水饮之功，主治悬饮、水肿证。

【答题技巧】熟练掌握十枣汤的归类以及功用、主治特点。

3. 黄龙汤中配伍桔梗的意义是（　　）

【正确答案】开宣肺气

【答案分析】本题主要考察桔梗在黄龙汤中的配伍意义。黄龙汤由大黄、芒硝、枳实、厚朴、人参、当归、甘草、桔梗、生姜、大枣组成，功用攻下通便，补气养血，主治阳明腑实，气血不足证。方中大黄、芒硝、枳实、厚朴（即大承气汤）攻下热结；人参、当归益气补血；桔梗开宣肺气以利大肠，助通腑之大黄，上下宣通；姜、枣、草补益脾胃，甘草兼调和诸药。

【答题技巧】注意归纳总结同一药物在不同方剂中的配伍意义，如大黄、桂枝、黄芪、柴胡、桔梗等。

（四）简答题

简述大承气汤的用法。

【正确答案】大承气汤的用法是：水煎服，先煎厚朴、枳实，后下大黄，芒硝溶服，中病即止。

【答案分析】本题主要考查对大承气汤用法特点的掌握。大承气汤具有峻下热结之功，大黄生用后下，则泻下之力峻猛，久煎则泻下之力和缓，正如《伤寒来苏集·伤寒附翼》所说："生者气锐而先行，熟者气钝而和缓。"芒硝主要成分是十水硫酸钠，溶于水，故溶服即可。大承气汤作用迅猛，故中病即止，得下余勿服。

【答题技巧】熟练掌握大承气汤的用法特点。

(五)问答题

试分析大黄在大承气汤中的配伍意义。

【正确答案】大承气汤峻下热结,主治阳明腑实证、热结旁流或热厥、痉病、发狂等里热实证,方中大黄泻热通便、荡涤胃肠实热积滞为君药,与芒硝、枳实、厚朴配伍,泻热通便,消痞除满,共奏峻下热结之功。

【答案分析】本题主要考查大黄在不同泻下方剂中的配伍意义。单味中药功效的发挥往往受到复方中包括配伍环境在内的诸多因素所控制。如桂枝,与麻黄配伍则发汗解表;与细辛配伍,则温经止痛;与芍药配伍,则调和营卫;与茯苓、白术配伍,则具有温阳化气之功。在泻下方剂中,大黄往往因为证候、配伍、煎服、炮制方法等不同而发挥不同作用,所以要正确理解大黄在不同方剂中的配伍特点,离不开对方剂功用、主治、配伍的全面掌握。

【答题技巧】熟练掌握大承气汤的功用、主治、配伍特点,从中总结整理大黄在不同方剂中针对不同病证、不同配伍环境和不同煎服方法所发挥的不同作用。回答此类问题时,需要分别从方剂的功用、主治病证,以及单味药在方中的地位(君臣佐使)、与方中其他药物相配伍之后的作用等几个方面进行阐释,切忌单纯罗列单味药的功效,文不对题,不能得分。

第三章 和解剂

概述

◎ 重点 ◎

和解剂的概念、适应证以及分类

◎ 难点 ◎

和解剂的使用注意事项

第一节 和解少阳剂

◎ 重点 ◎

1.小柴胡汤的组成、功用、主治、配伍意义及配伍特点

2.蒿芩清胆汤的组成、功用、主治及配伍意义

◎ 难点 ◎

1.伤寒少阳证的病机特点；小柴胡汤中柴胡与黄芩的配伍意义；方中人参的作用

2.蒿芩清胆汤主治证的病机特点；方中青蒿与黄芩的配伍意义

第二节 调和肝脾剂

◎ 重点 ◎

1.四逆散的组成、功用、主治、配伍意义及配伍特点

2.逍遥散的组成、功用、主治、配伍意义及配伍特点

3.痛泻要方的组成、功用、主治、主要配伍特点

◎ 难点 ◎

1.阳郁厥逆证的病因病机及证治要点；四逆散方中柴胡与白芍、柴胡与枳实的配伍意义；组方用药特点

2.逍遥散主治证的病机特点；组方用药特点；方中配伍薄荷的意义

3.肝病治法的用药组方特点

4. 痛泻要方中防风的配伍意义

第三节　调和寒热剂

◎ 重点 ◎

半夏泻心汤的组成、功用、主治、配伍意义及配伍特点

◎ 难点 ◎

1. 半夏泻心汤主治证的病因病机
2. 平调寒热、辛开苦降法的配伍意义

常见试题

（一）单选题

1. 应用小柴胡汤，《伤寒论》指出，若"胸中烦而不呕者"，当（　　）

A. "去黄芩，加芍药三两"　　B. "去大枣，加牡蛎四两"

C. "去黄芩，加茯苓四两"　　D. "去半夏，人参，加栝楼根一枚"

E. "去半夏，加人参合前成四两半，加栝楼根四两"

【正确答案】D

【答案分析】本题主要考查对小柴胡汤临床加减运用的掌握。小柴胡汤主治伤寒少阳证，若胸中烦而不呕，为热聚于胸，故宜去温燥之半夏、甘壅之人参，加瓜蒌清热理气宽胸。若腹中痛，是肝气乘脾，宜去黄芩，加芍药柔肝缓急止痛；若胁下痞鞕，是气滞痰郁，去大枣，加牡蛎软坚散结；若心下悸，小便不利，是水气凌心，宜去黄芩，加茯苓利水宁心。

【答题技巧】掌握小柴胡汤常见的临床加减运用；熟悉药物的性味和功用。

2. 下述是对逍遥散配伍意义的分析，其中哪项是不妥当的（　　）

A. 柴胡疏肝解郁，当归、白芍养血柔肝

B. 白术、茯苓健脾祛湿

C. 薄荷助柴胡舒肝，兼散肝郁所生之热

D. 煨生姜和胃止呕

E. 炙甘草益气和中，兼缓肝急

【正确答案】B

【答案分析】本题主要考查对逍遥散组方意义的掌握，这是学习的重点。逍遥散主治肝郁血虚脾弱证，治宜疏肝解郁，养血健脾。方中柴胡疏肝解郁，条达肝气，为君药。当归养血和血；白芍柔肝养血益阴，归、芍合用，以养血柔肝；伍柴胡使疏中有养，补肝体而助肝用，兼制柴胡疏泄太过，共为臣药。木郁不达致脾虚不运，白术、茯苓、炙甘草健脾益气，培土抑木，既

使运化有权，营血生化有源，又因脾强则肝不能乘之；用法中用少许薄荷，助柴胡疏肝解郁，透散肝郁之热；烧生姜降逆和胃止呕，且能辛散达郁，共为佐药。炙甘草益气和中，兼缓肝急，又调和诸药，为佐使之用。因此，选项B中所述"白术、茯苓健脾祛湿"的说法不妥当，故选此项。

【答题技巧】牢记逍遥散的组方意义，语意表达要准确、全面。注意题干的提问方式，是肯定式还是否定式。

3. 四逆散中具有一升一降配伍关系的药对是（ ）
   A. 柴胡配伍芍药　　　　B. 柴胡配伍甘草　　　　C. 柴胡配伍枳实
   D. 芍药配伍甘草　　　　E. 枳实配伍芍药

【正确答案】C

【答案分析】本题主要考查对四逆散中柴胡与枳实配伍意义的掌握。四逆散由柴胡、白芍、枳实、甘草组成。原治阳郁厥逆证，后世多用作疏肝理脾的基础方，具有透邪解郁，疏肝理脾之功。方中柴胡为君，疏肝解郁，透邪升阳。臣以白芍敛阴养血，柔肝止痛。君臣相配，散敛互用，体用并调。佐用枳实行气散结，泄热疏脾，既合柴胡肝脾并调，升降互用；又同白芍调理气血。使药甘草健脾和中，培土抑木，合白芍可缓急止痛，兼调和诸药。故方中具有一升一降配伍关系的药物是柴胡配伍枳实。

【答题技巧】在全面掌握本方组方意义的基础上，重点把握不同药对的配伍意义。

4. 四逆散主治手足不温的病机是（ ）
   A. 脾阳不足，失于温煦　　　B. 营血亏虚，寒凝经脉　　　C. 热结于里，热深厥深
   D. 气机阻滞，阳气不达　　　E. 肾阳衰微，阴寒内盛

【正确答案】D

【答案分析】本题主要考查对四逆散主治证病机的掌握。选项A"脾阳不足，失于温煦"为温脾汤主治手足不温的病机；选项B"营血亏虚，寒凝经脉"为当归四逆汤主治四逆的病机；选项C"热结于里，热深厥深"为大承气汤主治热厥的病机；选项D"气机阻滞，阳气不达"为四逆散主治四逆的病机；选项E"肾阳衰微，阴寒内盛"为四逆汤主治四逆的病机。故正确答案应为D。

【答题技巧】理解四逆散主治之手足不温的病机要点；鉴别主治证中出现手足不温或厥逆的病机的异同，避免混淆。在平时学习中要善于归纳整理，注意它们之间的区别。

5. 逍遥散中姜的用法是（ ）
   A. 鲜姜　　　　　　　　B. 炮姜　　　　　　　　C. 煨姜
   D. 姜汁　　　　　　　　E. 姜皮

【正确答案】C

【答案分析】本题主要考查对逍遥散组成中煨姜的掌握。选项A鲜姜，长于解表散寒，温中止呕；选项B炮姜，善走血分，长于温经止血；选项C煨姜，尤善温运和中，且能辛散达郁；

选项 D 姜汁，功同生姜，偏于化痰止呕；选项 E 姜皮，长于和脾行水消肿。故逍遥散中选用的是煨姜。

【答题技巧】熟练掌握逍遥散的药物组成；注意鉴别姜的不同用法对其功效的影响，避免混淆。

6.半夏泻心汤与小柴胡汤方中均含有的药物是（　　）

A．人参、黄芩、半夏、干姜、甘草

B．人参、生姜、半夏、甘草、大枣

C．半夏、黄芩、人参、甘草、大枣

D．柴胡、人参、黄芩、生姜、甘草

E．黄连、黄芩、半夏、甘草、大枣

【正确答案】C

【答案分析】本题主要考查对小柴胡汤与半夏泻心汤药物组成的掌握。小柴胡汤由柴胡、黄芩、半夏、生姜、人参、大枣、炙甘草组成；半夏泻心汤由半夏、干姜、黄连、黄芩、人参、大枣、甘草组成，两方共有的药物是黄芩、半夏、人参、大枣、甘草，故正确答案为C。容易出错的是两方中姜的应用，一为生姜，一为干姜。

【答题技巧】掌握小柴胡汤、半夏泻心汤的组成，特别注意两方中姜的应用。

（二）多选题

1.痛泻要方中配伍防风的意义是（　　）

A．疏风解表　　　　B．祛风止痛　　　　C．燥湿止泻

D．散肝疏脾　　　　E．发散郁火

【正确答案】CD

【答案分析】防风为辛温之品，因其味辛能散，具有疏风解表，祛风止痛之效，故解表方剂中常用之。然本题主要考查的是痛泻要方中配伍防风的意义，这是学习的难点。本方所治痛泻，是因肝强疏泄太过，脾弱运化不及，肝木乘脾，脾运失常所致，治当补脾柔肝，祛湿止泻。方中白术与白芍相伍，可补脾柔肝，于土中泻木；配以陈皮理气燥湿，醒脾和胃；配伍辛温芳香之防风，专入肝脾，辛能散肝郁，香能舒脾气，且有燥湿以助止泻之功，又为脾经引经之药。故正确答案应选择C、D。

【答题技巧】掌握痛泻要方中防风的配伍意义，语意表达要准确、全面。

2.逍遥散主治证的病机是（　　）

A．肝郁　　　　　　B．血瘀　　　　　　C．血虚

D．脾虚　　　　　　E．脾热

【正确答案】ACD

【答案分析】本题主要考查对逍遥散主治证病机的掌握。逍遥散主治肝郁血虚脾弱证，症见两胁作痛，头痛目眩，口燥咽干，神疲食少，或月经不调，乳房胀痛，脉弦而虚。病机为肝郁血虚，肝体失养；脾弱不运，生化乏源；木不疏土，土不荣木。因此病机要点是肝郁、血虚、脾虚。

【答题技巧】熟练掌握逍遥散主治证的病机，注意语言表达要准确。

3.半夏泻心汤的配伍特点是（　　）

A.苦辛并进　　　　　B.寒热互用　　　　　C.表里同治

D.补泻兼施　　　　　E.气血兼顾

【正确答案】ABD

【答案分析】本题主要考查对半夏泻心汤配伍特点的掌握，这是学习的重点，也是难点。半夏泻心汤主治证病机较为复杂，既有寒热错杂，又有虚实相兼，其中以中虚为基础，寒热互结，气机结滞，升降失常。治宜补其不足，调其寒热，开其结滞，复其升降。方中辛温之半夏、干姜与苦寒之黄连、黄芩相伍，辛开苦降，调和寒热，开结除痞。又以人参、大枣、甘草，健脾益气，补虚和中。综合全方，寒热共用，苦辛并进，补泻同施，使寒去热清，中焦运转，升降复常，则痞满可除，呕利自愈。故本方配伍特点：寒热互用以和其阴阳，苦辛并进以复其升降，补泻兼施以调其虚实。因此正确答案为A、B、D。

【答题技巧】熟练掌握半夏泻心汤的配伍特点。

（三）填空题

1.半夏在半夏泻心汤中的作用是（　　）。

【正确答案】散结消痞，降逆止呕

【答案分析】本题主要考查半夏在半夏泻心汤中的功用。本方所治痞证，病机为寒热错杂，虚实相兼，气机结滞，升降失常。而方中以苦辛温燥之半夏为君，温散中寒，善能散结消痞，降逆止呕。因半夏为燥湿化痰的代表药物，若不结合所在方剂的证治要点，容易错误地填上"燥湿化痰"。

【答题技巧】不仅要牢记药物的功效，而且要结合相关方剂，掌握药物在方中的作用。

2.蒿芩清胆汤主治（　　）。

【正确答案】少阳湿热痰浊证

【答案分析】蒿芩清胆汤主治寒热如疟，寒轻热重，口苦膈闷，吐酸苦水，或呕黄涎而黏，甚则干呕呃逆，胸胁胀痛，小便黄少，舌红苔白腻，间现杂色，脉数而右滑左弦等证。足少阳胆与手少阳三焦合为一经，邪犯少阳，胆经不舒而蕴热，三焦不畅而停湿，湿热蕴蒸而生痰浊。邪郁于少阳半表半里，正邪纷争，则往来寒热如疟；少阳之热偏盛，故寒轻热重。胸胁为肝胆经脉所主，湿热壅滞，经气不利，则胸胁胀痛。胆热乘胃，胃浊上逆则呕吐酸苦水，甚至胆汁随胃液上逆而呕吐黄涎。至于舌质红，苔腻，脉弦数或弦滑，均为湿热痰浊之征。故本方主治少阳湿热痰浊证。

【答题技巧】掌握蒿芩清胆汤的主治证；注意与小柴胡汤主治证的鉴别，避免混淆。

（四）简答题

1.小柴胡汤中人参的配伍意义。

【正确答案】小柴胡汤主治伤寒少阳证。方中佐以人参，益气扶正，既扶正以助驱邪外出，并益气防邪内传。

【答案分析】人参为补气之要药。在小柴胡汤中配伍人参,是因邪从太阳传入少阳,缘于正气不足,故用之。

【答题技巧】此类问题答题要点包括:①方剂的功效和主治证;②药物在方中的地位(君臣佐使);③药物在方中的作用及其与其他药物合用的配伍意义;④若是君药,应进一步阐述其与臣药的配伍关系。

2. 蒿芩清胆汤中为什么选用青蒿而不用柴胡?

【正确答案】蒿芩清胆汤主治少阳湿热兼有痰浊证。柴胡、青蒿虽均苦、辛而寒,为少阳肝、胆经之要药,但柴胡性微寒,善于疏散少阳半表半里之邪热,并无化湿作用;而青蒿寒凉之性胜于柴胡,清透之力较柴胡尤甚,且又芳香化湿,对于少阳湿热痰浊证更为合拍,故本方用青蒿而不用柴胡。

【答案分析】柴胡配伍黄芩为和解少阳的基本组合。然蒿芩清胆汤所治之少阳证,为胆热偏重兼有湿热痰浊者,若用柴胡,疏散之效强,而清透之力弱,又无化湿之能,故选用苦寒芳香之青蒿与黄芩相伍,更为合拍。

【答题技巧】掌握蒿芩清胆汤的主治证病机特点;注意鉴别柴胡、青蒿二药在功效、主治方面的异同。

3. 简述逍遥散中薄荷的配伍意义。

【正确答案】逍遥散主治肝郁血虚脾弱证,具有疏肝解郁,养血健脾之功。方中配伍少许薄荷,既助柴胡疏肝解郁,又能透散肝郁之热,为佐药。

【答案分析】此题考查的是薄荷在逍遥散中的配伍意义,这是学习的难点。薄荷为发散风热药,味辛性凉,归肝肺经,能疏散风热,清利头目,利咽透疹,疏肝行气。在逍遥散中,薄荷少许使用,加之与柴胡相配伍,故具有疏肝解郁,透散郁热的功用,用为佐药。

【答题技巧】回答此类问题,应注意阐明方剂的功用、主治证;药物在方中的君臣佐使地位;药物的作用及其配伍意义等。只说明药物本身的作用,回答不全面,或没有结合方剂特点及配伍环境进行论述等,均是扣分的重要原因。

(五)问答题

1. 试述白芍在四逆散、逍遥散、痛泻要方中的配伍意义。

【正确答案】四逆散主治阳郁厥逆证,后世主治肝脾气郁证。方中白芍敛阴养血,柔肝止痛,为臣药;与君药柴胡相配,补肝体而调肝用,散敛互用,使柴胡升散而无耗伤阴血之弊。逍遥散主治肝郁血虚脾弱证。方中白芍养血益阴,柔肝缓急,为臣药;与君药柴胡相合,使疏中有养,补肝体助肝用,亦兼制柴胡疏泄太过。痛泻要方主治脾虚肝旺之痛泻。方中白芍养血柔肝,缓急止痛,兼敛脾阴,为臣药;与君药白术合用,可补脾柔肝,于土中泻木。

【答案分析】在答题表述上,常出现白芍的配伍意义表述不准确、全面;未说明白芍在方中君臣佐使的地位;未叙述其与君药的配伍关系等问题。

【答题技巧】回答此类问题，应注意从方剂的功用、主治证、药物在方中君臣佐使的地位、药物在方中的作用及其配伍意义等方面进行论述，表述要准确、全面，层次性、逻辑性要强，这是此类问题得分的关键。

2.试述小柴胡汤与蒿芩清胆汤在组成、功用、主治方面的异同点。

【正确答案】两方都含有黄芩、半夏、甘草等药，均有和解少阳之功，均可治少阳病，症见寒热往来，胸胁不适，呕吐口苦等。不同之处在于：蒿芩清胆汤以青蒿、黄芩配竹茹、赤茯苓、碧玉散等，和解之中兼利湿化痰之效，且清胆热之力较著，适应于湿热少阳，热重兼湿，又痰浊中阻，见热重寒轻，呕吐黄涎，小便黄少，舌红苔腻，脉弦滑等证；小柴胡汤以柴胡、黄芩配人参、大枣、炙甘草，清散并用，和解之中兼有益气扶正之功，适用于伤寒少阳，胆热较轻而正气偏虚，邪气徘徊于表里之间，见寒热往来，不欲饮食，舌苔薄白等证。

【答案分析】在答题表述上，易出现层次不清楚、表述不严谨、内容不全面等问题，甚至把两方的组成、功用、主治证分别叙述或分列表格，没有真正比较两方的异同。

【答题技巧】两方或多方比较异同的问答题，需要先将方剂组成、功用、主治方面的相同点综合论述，再从组成、功用、主治三个层面上分别阐释每一首方剂的具体内容，有配伍特点的务必一并列出。回答问题时不宜画图表。层次清楚、表述严谨、内容全面是回答这类问题的关键。

第四章 清热剂

概述

◎ **重点** ◎

清热剂的概念、适应证以及分类

◎ **难点** ◎

清热剂的使用注意事项

第一节 清气分热剂

◎ **重点** ◎

1. 白虎汤的组成、功用、主治、配伍意义及配伍特点
2. 竹叶石膏汤的组成、功用、主治、配伍意义,以及与白虎汤的应用鉴别

◎ **难点** ◎

1. 气分热盛证的病机特点;白虎汤中石膏与知母的配伍意义;白虎汤的使用禁忌
2. 竹叶石膏汤中配伍半夏、人参的意义;"以大寒之剂易为清补之方"的特点

第二节 清营凉血剂

◎ **重点** ◎

1. 清营汤的组成、功用、主治、配伍意义
2. 犀角地黄汤的组成、功用、主治、配伍意义

◎ **难点** ◎

1. 热入营分证的病机特点及证治要点;"入营犹可透热转气"的临床意义;清营汤中配伍银花、连翘的意义
2. 热入血分证的病机特点及证治要点;"入血就恐耗血动血"的临床意义;犀角地黄汤中配伍活血散瘀药的意义

第三节　清热解毒剂

◎ **重点** ◎

1. 黄连解毒汤的组成、功用、主治、配伍意义及其临床使用注意事项
2. 凉膈散的组成、功用、主治、配伍意义及配伍特点
3. 普济消毒饮的组成、功用、主治、主要配伍特点

◎ **难点** ◎

1. 黄连解毒汤主治证的证治要点
2. 凉膈散中配伍大黄、朴硝（以泻代清）的意义
3. 大头瘟的病机特点；普济消毒饮中配伍升麻、柴胡的意义

第四节　气血两清剂

◎ **重点** ◎

清瘟败毒饮的组成、功用及主治证

◎ **难点** ◎

清瘟败毒饮的配伍特点

第五节　清脏腑热剂

◎ **重点** ◎

1. 导赤散的组成、功用、主治、配伍意义及配伍特点
2. 龙胆泻肝汤的组成、功用、主治、配伍意义及配伍特点
3. 左金丸的组成、功用、主治、主要配伍意义
4. 泻白散的组成、功用、主治、主要配伍意义
5. 清胃散的组成、功用、主治、配伍意义
6. 玉女煎的组成、功用、主治、主要配伍意义及与清胃散的临床应用鉴别
7. 芍药汤的组成、功用、主治、配伍意义及配伍特点
8. 白头翁汤的组成、功用、主治、配伍意义及与芍药汤的临床应用鉴别

◎ **难点** ◎

1. 从导赤散的组方结构理解小儿心经有热的用药特点
2. 龙胆泻肝汤中配伍生地、当归、柴胡的意义；肝胆实热证的用药特点；龙胆泻肝汤的毒副作用以及木通的药用变迁
3. 左金丸中配伍吴茱萸的意义；黄连与吴茱萸的用量比例

4. 泻白散与麻黄杏仁甘草石膏汤的临床应用鉴别

5. 胃火牙痛的病因病机及证治要点；清胃散中黄连与升麻的配伍；对"火郁发之"的理解

6. 玉女煎中牛膝的配伍意义

7. 芍药汤中的君药之争；方中配伍大黄、肉桂的意义；对"行血则便脓自愈，调气则后重自除"的理解

8. 白头翁汤中配伍收涩之秦皮的意义

第六节　清虚热剂

◎ **重点** ◎

青蒿鳖甲汤的组成、功用、主治、配伍意义

◎ **难点** ◎

青蒿鳖甲汤主治证的病机及证治要点；方中青蒿、鳖甲的配伍意义

常见试题

（一）单选题

1. 热病后期，余热未清，气津两伤，胃气不和，治宜选用（　　）

A. 清暑益气汤　　　　　　B. 炙甘草汤　　　　　　C. 白虎汤

D. 生脉散　　　　　　　　E. 竹叶石膏汤

【正确答案】E

【答案分析】选项A清暑益气汤主治暑热气津两伤证，症见身热汗多，心烦口渴，小便短赤，体倦少气，精神不振，脉虚数；选项B炙甘草汤主治阴血阳气虚弱，心脉失养证，症见脉结代，心动悸，虚羸少气，舌光少苔，或质干而瘦小；选项C白虎加人参汤主治气分热盛，气阴两伤证，症见白虎汤证，但汗多而脉大无力，具有津气皆伤之证；以及暑病见有津气两伤，症见汗出背微恶寒，身热而渴等；选项D生脉散主治温热、暑热，耗气伤阴证，症见汗多神疲，体倦乏力，气短懒言，咽干口渴，舌干红少苔，脉虚数；选项E竹叶石膏汤主治，伤寒、温病、暑病余热未清，气津两伤，胃失和降证，症见身热多汗，心胸烦闷，气逆欲呕，口干喜饮，或虚烦不寐，舌红苔少，脉虚数。本题主要考查对上述几首方剂临证主治证的掌握。

【答题技巧】掌握竹叶石膏汤主治证的主要临床特点；注意与其相似方剂治证要点的鉴别，避免混淆。

2. 体现"以泻代清"治法的方剂是（　　）

A. 葛根黄芩黄连汤　　　　B. 凉膈散　　　　　　　C. 白头翁汤

D. 大柴胡汤　　　　　　　E. 黄连解毒汤

【正确答案】B

【答案分析】本题主要考查对凉膈散中"以泻代清"治法的理解。凉膈散主治上中二焦邪郁生热证，治宜泻火通便，清上泄下。方中既用连翘、黄芩、栀子、薄荷、竹叶疏解清泄胸膈邪热于上；更用调胃承气汤合蜂蜜，通便导滞，荡热于中，使上焦之热得以清解，中焦之实由下而去。是以清上与泻下并行，但泻下是为清泄胸膈郁热而设，故谓之"以泻代清"。

【答题技巧】掌握凉膈散的组方意义；重点理解"以泻代清"的临床意义。

3. 患者烦躁口渴，面赤唇焦，口舌生疮，便秘尿赤，舌红苔黄，脉滑数，治宜选用（　　）
   A. 黄连解毒汤　　　　　　B. 凉膈散　　　　　　C. 导赤散
   D. 清胃散　　　　　　　　E. 白虎汤

【正确答案】B

【答案分析】本题主要考查对几首清热方剂主治证的掌握。黄连解毒汤主治三焦火毒证，症见大热烦躁，口燥咽干，错语不眠，小便黄赤，舌红苔黄，脉数有力；凉膈散主治上中二焦邪郁生热证，症见烦躁口渴，面赤唇焦，胸膈烦热，口舌生疮，睡卧不宁，谵语狂妄，便秘溲赤，舌红苔黄，脉滑数；导赤散主治心经火热或心热移于小肠证，症见心胸烦热，口渴面赤，意欲饮冷，口舌生疮，以及小便赤涩刺痛，舌红，脉数；清胃散主治胃火牙痛，症见牙痛牵引头疼，面颊发热，其齿恶热喜冷，口气热臭，口干舌燥，舌红苔黄，脉滑数。

【答题技巧】掌握凉膈散主治证的主要临床特点；注意鉴别与之有相似临床表现特点的方剂，避免混淆。

4. 凉膈散组成中含有的方剂是（　　）
   A. 大承气汤　　　　　　B. 小承气汤　　　　　　C. 调胃承气汤
   D. 增液汤　　　　　　　E. 增液承气汤

【正确答案】C

【答案分析】本题主要考查对凉膈散组成的掌握。凉膈散由连翘、黄芩、栀子、大黄、芒硝、薄荷、竹叶、甘草、蜂蜜组成，其中大黄、芒硝、甘草为调胃承气汤，故正确答案为C。大承气汤、小承气汤的组成与调胃承气汤易混淆，若掌握不牢固，则会错误地选择A、B。

【答题技巧】牢记凉膈散的组成；注意区别三首承气汤方剂药物组成的异同。

5. "少阴不足，阳明有余"，症见牙痛，齿松牙衄，头痛，烦热干渴，舌红苔黄而干者，治宜选用（　　）
   A. 凉膈散　　　　　　　B. 玉女煎　　　　　　　C. 黄连解毒汤
   D. 增液汤　　　　　　　E. 清胃散

【正确答案】B

【答案分析】玉女煎与清胃散均治胃热牙痛。但清胃散主治胃火牙痛，症见牙痛牵引头疼，面颊发热，其齿恶热喜冷，或牙宣出血，或牙龈红肿溃烂，或唇舌颊腮肿痛，口气热臭，口干舌燥，舌红苔黄，脉滑数；而玉女煎主治"少阴不足，阳明有余"之胃热阴虚证，症见头痛，牙痛，齿松牙衄，烦热干渴，舌红苔黄且干或消渴，消谷善饥。故正确答案为B。若不能辨清二方的区别，则会错误地选择E清胃散。

【答题技巧】同可以治疗牙痛，清胃散与玉女煎的组成、功效、主治证方面各有特点，需注意鉴别。

6. 患儿气喘咳嗽，皮肤蒸热，日晡尤甚，舌红苔黄，脉细数，治宜选用（　　）

A. 左金丸　　　　　　　　B. 苇茎汤　　　　　　　　C. 泻白散
D. 麻黄杏仁甘草石膏汤　　E. 麻黄汤

【正确答案】C

【答案分析】虽然苇茎汤、泻白散、麻黄杏仁甘草石膏汤、麻黄汤主治证中均有咳喘，但治证病机各有不同，临床表现迥异。苇茎汤主治热毒壅滞、痰瘀互结之肺痈，症见身有微热，咳嗽痰多，甚至吐腥臭脓血，胸中隐隐作痛，咳则痛增，舌红苔黄腻，脉滑数；泻白散主治肺热喘咳证，症见气喘咳嗽，皮肤蒸热，日晡尤甚，舌红苔黄，脉细数；麻黄杏仁甘草石膏汤主治外感风邪，邪热壅肺证，症见身热不解，咳逆气急，甚则鼻煽，口渴，有汗或无汗，舌苔薄白或黄，脉浮数；麻黄汤主治外感风寒表实证，症见恶寒发热，头身疼痛，无汗而喘，舌苔薄白，脉浮紧。故正确答案为C。

【答题技巧】熟练掌握泻白散主治病证的主要临床特点；注意鉴别其它主治咳喘方剂主治病证的异同，避免混淆。

7. 导赤散主治心经有热之证，属于下列何种情况者为宜（　　）

A. 气火内郁，暗耗阴血，虚热上炎者
B. 气郁化火，心火内炽，循经上炎者
C. 气郁化火，炼液为痰，痰火内扰者
D. 心火上炎，或下移小肠，水虚火不实者
E. 心火亢盛，烦热谵语，口舌生疮，邪实而正不虚者

【正确答案】D

【答案分析】本题主要考查对导赤散主治证病机的掌握。导赤散主治心经有热证，病机为心火上炎或心热下移于小肠，水虚火不实。方中用生地配伍木通，说明此"火"并非"实火"。选项E表述的病机就为"实火"。若不能正确理解"水虚火不实"，则容易错选为E。

【答题技巧】掌握导赤散主治证的病机，特别加强对"水虚火不实"的理解。

8. 下列方剂中，含有包煎药物的是（　　）

A. 清营汤　　　　　　　　B. 蒿芩清胆汤　　　　　　C. 炙甘草汤
D. 龙胆泻肝汤　　　　　　E. 温经汤

【正确答案】D

【答案分析】本题主要考查药物的特殊用法。清营汤由水牛角、生地、玄参、麦冬、银花、连翘、竹叶、黄连、丹参组成，其中水牛角需先煎；蒿芩清胆汤由青蒿、黄芩、竹茹、半夏、枳壳、陈皮、

赤茯苓、碧玉散（滑石、甘草、青黛）组成，方中青黛可冲服；炙甘草汤由甘草、生姜、人参、生地、桂枝、阿胶、麦冬、麻仁、大枣组成，温经汤由吴茱萸、桂枝、当归、川芎、芍药、人参、阿胶、生姜、丹皮、甘草、半夏、麦冬组成，两方中的阿胶需烊化；龙胆泻肝汤由龙胆草、黄芩、栀子、泽泻、木通、车前子、生地黄、当归、柴胡、生甘草组成，方中的车前子因易沉在锅底而粘锅，故需包煎，正确答案为D。

【答题技巧】熟练掌握重点方剂的药物组成；注意方中药物的特殊煎服方法。

9. 治疗肝火犯胃之嘈杂吞酸者，宜首选（　　）

A. 导赤散　　　　　　　B. 龙胆泻肝汤　　　　　　C. 左金丸

D. 清胃散　　　　　　　E. 泻白散

【正确答案】C

【答案分析】本题主要考查对左金丸主治证的掌握。选项B、C、D中的方剂主治证均涉及肝或胃，易于混淆。其中龙胆泻肝汤主治肝胆实火上炎，或肝经湿热下注证，症见头痛目赤，胁痛，口苦，耳聋，耳肿，舌红苔黄，脉弦数有力，或阴肿，阴痒，筋痿，阴汗，小便淋浊，或妇女带下黄臭等，舌红苔黄腻，脉弦数有力；左金丸主治肝火犯胃证，症见胁肋胀痛，嘈杂吞酸，呕吐口苦，舌红苔黄，脉弦数；清胃散主治胃火牙痛，症见牙痛牵引头疼，面颊发热，其齿恶热喜冷，或牙宣出血，或牙龈红肿溃烂，或唇舌颊腮肿痛，口气热臭，口干舌燥，舌红苔黄，脉滑数。

【答题技巧】掌握左金丸主治证的主要临床特点，注意与龙胆泻肝汤、清胃散临床应用的鉴别。

10. 左金丸方中黄连与吴茱萸的用量比例是（　　）

A. 1∶1　　　　　　　　B. 2∶1　　　　　　　　C. 5∶1

D. 6∶1　　　　　　　　E. 7∶1

【正确答案】D

【答案分析】本题主要考查对方剂配伍药物之间用量比例的掌握。在所学方剂中需要特别注意用量比例的是：桂枝汤中桂枝与芍药的用量比例为1∶1；麻黄杏仁甘草石膏汤中石膏与麻黄的用量比例为2∶1；当归补血汤中黄芪与当归的用量比例为5∶1；左金丸中黄连与吴茱萸或六一散中滑石与甘草的用量比例为6∶1；麦门冬汤中麦门冬与半夏的用量比例为7∶1。如果不能准确记忆和理解以上方剂配伍，则容易导致用量比例混淆，从而选择错误。

【答题技巧】掌握左金丸中黄连与吴茱萸配伍的意义和特点；理解并熟记桂枝汤、麻黄杏仁甘草石膏汤、当归补血汤、麦门冬汤等方剂中有特殊用量比例的药物配伍，避免混淆。

11. 立法用药体现"行血则便脓自愈，调气则后重自除"的方剂是（　　）

A. 乌梅丸　　　　　　　B. 败毒散　　　　　　　C. 芍药汤

D. 白头翁汤　　　　　　E. 葛根黄芩黄连汤

【正确答案】C

【答案分析】本题主要考查对选项中方剂组方意义的掌握。以上方剂均可用于治疗痢疾，然组方配伍各有特点。其中芍药汤主治湿热壅滞肠中，气血不调，传导失常所致之湿热痢疾，治宜清热燥湿，调气和血。故方中重用芍药养血和营，缓急止痛，配以当归养血活血，加强调行血和营之功，使"行血则便脓自愈"；又配木香、槟榔行气导滞，使"调气则后重自除"。

【答题技巧】掌握芍药汤的组方意义；加深对"行血则便脓自愈，调气则后重自除"的理解。

（二）多选题

1. 不可误投白虎汤的脉证是（　　）

   A. 身热脉浮弦而细者　　B. 身热而脉沉者　　C. 身热脉洪而不任重按者

   D. 身热无汗而口不渴者　　E. 以上答案均不是

   【正确答案】ABCD

   【答案分析】本题主要考查对白虎汤禁忌证的掌握。选项A"脉浮弦而细者"，为寒邪在表，正气不充，应扶正解表，若误用白虎汤，则更伤其正而使邪入里。选项B"脉沉者"，若脉沉而有力，多见阳明腑实证，治当攻下，不可用白虎汤；若脉沉而无力，则为肾阳衰微，浮阳外越，亦不可用白虎汤。选项C"脉洪而不任重按者"，为血虚气弱，阳气浮越于外，治当补气生血，不应用白虎汤。选项D"无汗而口不渴者"，为热入营血，津液亏耗，无源作汗，热邪蒸腾营阴上泛于口，当清热凉血，养阴生津，不宜应用白虎汤。

   【答题技巧】熟练掌握白虎汤的临床使用禁忌。

2. 清营汤中体现"透热转气"治法的药物是（　　）

   A. 水牛角　　B. 黄连　　C. 银花

   D. 连翘　　E. 丹参

   【正确答案】CD

   【答案分析】本题主要考查对清营汤中"透热转气"治法的理解。清营汤主治热入营分证，治宜清营解毒，透热养阴。方中银花、连翘功擅清热解毒，且芳香透达，轻宣透邪，可透热于外，使入营之邪不致郁遏于里，以防邪热进一步内陷，促其透出气分而解，体现了"透热转气"的治法。

   【答题技巧】深刻理解"透热转气"法的临床意义；掌握清营汤中银花、连翘的配伍意义。

3. 普济消毒饮中升麻、柴胡的配伍意义是（　　）

   A. 疏散风热　　B. 举陷升提　　C. 火郁发之

   D. 引药上行　　E. 疏肝解郁

   【正确答案】ACD

   【答案分析】本题主要考查对普济消毒饮中配伍升麻、柴胡意义的掌握。该方主治风热疫毒壅聚所致之大头瘟。方中柴胡、升麻疏散风热，有"火郁发之"之意，且引诸药上达头面，为臣药。故正确答案为A、C、D。

   【答题技巧】理解"火郁发之"的临床意义；掌握普济消毒饮中升麻、柴胡的配伍特点；注意表述准确、全面。

4. 方药配伍寓"火郁发之"之义的方剂是（　　）

A. 清营汤 B. 清胃散 C. 泻白散
D. 普济消毒饮 E. 导赤散

【正确答案】BD

【答案分析】本题主要考查对"火郁发之"的理解。清胃散中用升麻清热解毒，升而能散，可宣达郁火，有"火郁发之"之意；普济消毒饮中用柴胡、升麻疏散风热，有"火郁发之"之意。故正确答案为B、D。

【答题技巧】理解"火郁发之"的含义；掌握相关方剂的组方意义。

5. 玉女煎中牛膝的配伍意义是（　　）

A. 补益肝肾 B. 活血祛瘀 C. 引热下行
D. 利尿通淋 E. 清泻胃热

【正确答案】AC

【答案分析】本题主要考查对玉女煎中配伍牛膝意义的掌握。该方主治"少阴不足，阳明有余"之胃热阴虚证。方中牛膝导热引血下行，以降上炎之火，止上溢之血，且能补益肝肾，为佐使药。故正确答案为A、C。

【答题技巧】了解玉女煎的主治病证特点；掌握方中牛膝的配伍意义。

6. 左金丸中黄连的配伍意义是（　　）

A. 泻心火 B. 泻肝火 C. 清胃热
D. 清肺热 E. 疏肝郁

【正确答案】ABC

【答案分析】本题主要考查对左金丸中配伍黄连意义的掌握。该方主治肝火犯胃证。方中重用苦寒黄连，一者清心火以泻肝火，所谓"实则泻其子"，肝火得清，自不横逆犯胃；二者清胃火，胃火降则其气自降，标本兼顾，一举两得，对肝火犯胃之呕吐吞酸尤为适宜，故用之为君。故正确答案为A、B、C。

【答题技巧】了解左金丸主治证的病机特点；掌握左金丸中黄连的配伍意义。

7. 清胃散中升麻的配伍意义是（　　）

A. 清热解毒 B. 升阳散火 C. 引药入胃
D. 升阳举陷 E. 解表透疹

【正确答案】ABC

【答案分析】本题主要考查对清胃散中配伍升麻意义的掌握。该方主治胃火牙痛。方中升麻甘寒，清热解毒，升而能散，可宣达郁火，有"火郁发之"之意，为臣药；又能引药入胃经，兼为使药。故正确答案为A、B、C。

【答题技巧】掌握清胃散中升麻的配伍意义；注意表述准确、全面。

8. 青蒿鳖甲汤的临床表现包括（　　）

A. 夜热早凉 B. 热退无汗 C. 身重脘闷

D. 舌红少苔　　　　　　　　　E. 脉象细数

【正确答案】ABDE

【答案分析】本题主要考查对青蒿鳖甲汤主治证临床表现的掌握。青蒿鳖甲汤主治温病后期，阴液已伤，邪热未尽，深伏阴分之证。阴分本有伏热，入夜阳气入阴，两阳相加，阴不制阳，故入夜身热；昼则正气外行于表，阳出于阴，则热退身凉；温病后期，阴液已伤，加之邪热深伏阴分，则阴津益耗，无以作汗，且邪不外解，仍归阴分，故见热退无汗；舌红少苔，脉象细数，皆为阴虚有热之候。故正确答案为 A、B、D、E。选项 C"身重脘闷"多系湿邪困顿所致，故不应选择。

【答题技巧】理解并熟练掌握青蒿鳖甲汤主治证的主要临床特点。

9. 青蒿鳖甲汤中青蒿的配伍意义是（　　）

A. 入络搜邪　　　　　B. 引邪外出　　　　　C. 滋阴退热
D. 清热透络　　　　　E. 滋阴潜阳

【正确答案】BD

【答案分析】本题主要考查对青蒿鳖甲汤中青蒿配伍意义的掌握。该方主治温病后期，阴液耗伤，邪伏阴分证，治当养阴透热并行。方中鳖甲咸寒，直入阴分，能入络搜邪，滋阴退热；青蒿味苦微辛而性寒，气味芳香，清热透络，引邪外出。二药相伍，使养阴而不恋邪，透热而不伤正，共为君药。生地甘寒，滋阴凉血；知母苦寒质润，滋阴降火，为臣药。丹皮辛苦而凉，助除青蒿透泄阴分之伏热，为佐药。五药合用，共奏养阴透热之功。

【答题技巧】牢记青蒿鳖甲汤的配伍意义；特别注意区别君药青蒿与鳖甲的作用，避免混淆。

（三）简答题

1. 简述竹叶石膏汤中半夏的配伍意义。

【正确答案】竹叶石膏汤主治伤寒、温病、暑病余热未清，气阴两伤证。方中半夏和胃降逆以平气逆，配入清热生津药中，则温燥之性去，而降逆之功存，且有助于胃气之转输津液，使参、麦补而不滞，用为佐药。

【答案分析】半夏为辛温之品，具有燥湿化痰，降逆止呕之功。但在竹叶石膏汤中，因含大量清热生津药，故半夏温燥之性被制约，和胃降逆止呕之效犹存。因此在答题表述上，易出现表达不严谨的情况。另亦出现内容不全面的问题，如未注明半夏在方中作为佐药。

【答题技巧】理解竹叶石膏汤主治证的病机特点；掌握半夏在方中去性存用的配伍特点。

2. 简述黄连在黄连解毒汤和清胃散中的配伍意义。

【正确答案】黄连解毒汤主治三焦火毒热盛证，方中黄连清泻心火，兼泻中焦之火，为君药，与黄芩、黄柏、栀子相合，以清泻三焦火毒。清胃散主治胃火牙痛，方中黄连亦为君药，重在直折胃腑之热，与臣药升麻合用，使泻火而无凉遏之弊。

【答案分析】在答题表述上，易出现内容不全面的问题，往往忘记叙述黄连在方中作为君药，也未谈及其与方中臣药的配伍意义。

【答题技巧】此类问题答题要点包括：分别叙述两方的主治证；黄连在方中的配伍意义以及君臣佐使的结构，若为君药，应进一步阐述其与臣药的配伍关系。回答问题时，注意层次清楚、表述严谨、内容全面。

（四）问答题

1. 试述龙胆泻肝汤中配伍当归、生地以及柴胡的意义。

【正确答案】龙胆泻肝汤主治肝胆实火上炎或肝经湿热下注证。肝为藏血之脏，体阴而用阳，实火伤之，阴血亦随之消耗；且方中以苦寒药为主，苦燥渗利又伤其阴，故配用当归、生地，养血滋阴为佐药，能邪去而阴血不伤。肝体阴用阳，性喜疏泄条达而恶抑郁，火邪内郁，肝胆之气不疏，骤用大剂苦寒降泄之品，既恐肝胆之气被抑，又虑折伤肝胆升发之机，故又用柴胡疏畅肝胆之气，并能引诸药归于肝胆之经，兼佐使之用。

【答案分析】在答题表述上，易出现内容不全面的问题，往往忘记说明当归、生地在方中为佐药、柴胡为佐使之药。另对配伍这些药物的原因表述不完整、不清晰。

【答题技巧】理解龙胆泻肝汤主治证的病机特点；掌握方中当归、生地、柴胡的配伍意义；了解中医肝病用药的配伍特点和组方规律。

2. 芍药汤与白头翁汤均可治疗痢疾，试述两方在组成、功用、主治方面有何异同？

【正确答案】芍药汤和白头翁汤组成上都有黄连，均可清肠道之热，主治热壅于肠之痢疾，以脓血便，腹痛，里急后重为证治要点。但芍药汤中配伍黄芩、芍药、当归、木香、槟榔、大黄、肉桂、甘草；有清热燥湿，调气和血之功，于通调中有清化之特长；主治湿热蓄积肠中，气血失调所致之湿热痢，症见痢下赤白，赤白相间，腹痛里急，苔黄腻，脉弦数。而白头翁汤中配伍白头翁、黄柏、秦皮；有清热解毒，凉血止痢之效，于清解中有涩止之特长；主治热毒深陷血分之热毒痢，症见痢下赤白，赤多白少，肛门灼热，烦渴欲饮，舌红苔黄，脉弦数。另芍药汤组方用药面面俱到，体现了"间者并行"。而白头翁汤组方用药较为简捷，体现了"甚者独行"。

【答案分析】在答题表述上，易出现层次不清楚、表述不严谨、内容不全面等问题，甚至把两方的组成、功用、主治证分别叙述或分列表格，没有真正比较两者的异同。

【答题技巧】两方或多方比较异同的问答题，需要先将方剂组成、功用、主治方面的相同点综合论述，再从组成、功用、主治三个层面上分别阐释每一首方剂的具体内容，有配伍特点的务必一并列出。回答问题时不宜画图表。层次清楚、表述严谨、内容全面是回答这类问题的关键。

第五章 祛暑剂

◎ **重点** ◎

1. 祛暑剂的适用范围与组方用药特点
2. 香薷散主治证的病因病机、用药配伍意义及使用注意事项
3. 清暑益气汤的主治、配伍意义与临床应用

◎ **难点** ◎

1. 关于祛暑剂的归类问题
2. 香薷散与清暑益气汤均治暑证，其治法用药区别何在
3. 清暑益气汤中用苦燥之黄连，如何理解

常见试题

（一）单选题

1.患者见恶寒发热，头疼身痛，无汗，腹痛吐泻，胸脘痞闷，舌苔白腻，脉浮，治宜选用（　　）
A. 香苏散　　　　　　　　B. 小青龙汤　　　　　　　　C. 九味羌活汤
D. 香薷散　　　　　　　　E. 败毒散

【正确答案】D

【答案分析】本题主要考查对5首表里同治方剂临床主治病证的理解和掌握。以上方剂均可外解风寒表证，内治里证。但香苏散主治外感风寒，内兼气滞之证，症见恶寒身热，头痛无汗，胸脘痞闷，不思饮食，舌苔薄白，脉浮。临床除见发热恶寒，头痛无汗等表证，尚有不思饮食，胸脘痞闷等气郁不舒之象，且舌苔薄白不腻。小青龙汤主治外寒内饮证，恶寒发热，头痛无汗，脉浮，与一般表证无异，但见喘咳，痰多而稀，或痰饮咳喘，不得平卧，或身体疼重，头面四肢浮肿，舌苔白滑等寒饮内停之征。九味羌活汤主治外感风寒湿邪，兼有里热证，除见风寒湿邪侵犯肌表所致恶寒发热，肌表无汗，头痛项强，肢体酸楚疼痛等症外，尚见口苦而渴，舌苔薄白或黄等里有蕴热之症。败毒散主治气虚，外感风寒湿表证，症见憎寒壮热，头项强痛，肢体酸痛，无汗，鼻塞声重，咳嗽有痰，胸膈痞满，舌淡苔白，脉浮而按之无力。脉浮而按之无力乃虚人外感之征。

【答题技巧】牢记香薷散主治夏月感寒伤湿阴暑证的主要临床特点；鉴别解表治里方剂主治

病证的异同，避免混淆。

2.暑热气津两伤之身热汗多，口渴心烦，小便短赤，体倦少气，精神不振，脉虚数，应首选（　　）

A.白虎汤　　　　　　　B.清暑益气汤　　　　　C.黄连解毒汤
D.银翘散　　　　　　　E.三仁汤

【正确答案】B

【答案分析】本题主要考查对方剂主治病证的掌握。白虎汤为清气分热代表方剂，黄连解毒汤为清热解毒代表方剂，银翘散乃风热表证之代表方，三仁汤治疗湿温初起及暑温夹湿之湿重于热证。

【答题技巧】本题考点为清暑益气汤散的主治。题干明确说明了"暑热气津两伤"，选项中只有清暑益气汤为祛暑剂，可用排除法分析选项。

（二）多选题

清暑益气汤的组成中含有（　　）

A.西洋参、甘草　　　　B.石斛、麦冬　　　　　C.人参、甘草
D.黄连、竹叶　　　　　E.石膏、知母

【正确答案】ABD

【答案分析】本题主要考查对方剂组成的掌握。清暑益气汤出自《温热经纬》，方由西洋参、西瓜翠衣、石斛、麦冬、竹叶、黄连、知母、荷梗、甘草、粳米组成，故选A、B、D。如果不能理解药物作用特点，准确记忆方剂组成，易选择错误答案C。西洋参与人参均可补气，但西洋参偏于苦凉，兼能清热养阴生津，尤适用于热伤气津所致身热多汗、神疲乏力、口渴心烦、脉虚数等。

【答题技巧】理解药物各自作用特点的基础上，准确记忆方剂组成。

（三）问答题

清暑益气汤、竹叶石膏汤俱为清补之剂，其组成、功用、主治的异同点。

【正确答案】二方均能清热益气生津，以治暑热或热病伤津耗气之身热多汗，口渴喜饮，舌红，脉虚数等，但清暑益气汤重在清暑，其养阴生津之力较优，故多用于夏日感受暑热，气津两伤者，症又见小便短赤，体倦少气，精神不振等，故方用西瓜翠衣、西洋参清热解暑，益气生津为君，又伍荷梗、黄连、知母、竹叶助西瓜翠衣清热解暑除烦，麦冬、石斛、粳米、甘草助西洋参益气养阴生津；而竹叶石膏汤则重在清热，兼和胃降逆，多用于热病后期，余热未清，气津两伤，兼胃气不和之呕恶。症又见气逆欲呕等，故方用石膏为君，与竹叶配伍，共奏清热生津除烦之功，更加人参、麦冬、甘草、粳米益气生津，半夏降逆止呕。总之，前方解暑生津力胜，后方兼和胃降逆，应用时当依据病情选择。

【答案分析】在答题表述上，易出现把两方组成、功用、主治证分别叙述现象，没有进行两

者异同点的比较。

【答题技巧】两方或多方比较异同的问答题，需要先将方剂组成、功用、主治方面的相同点综合论述，再从组成、功用、主治三个层面上分别阐释每一首方剂的具体内容，尤其宜着重抓住各方组方、主治特点予以阐释，尽量做到层次清楚、表述严谨、内容全面。

第六章 温里剂

概述

◎ **重点** ◎

温里剂的概念、适应证及分类

◎ **难点** ◎

温里剂的使用注意事项

第一节 温中祛寒剂

◎ **重点** ◎

1. 温中祛寒剂的适应证及常用配伍
2. 理中丸的组成、功用、主治、配伍意义及配伍特点
3. 小建中汤的组成、功用、主治、配伍意义及配伍特点

◎ **难点** ◎

1. 理中丸的主治病证、所体现的治法以及临床使用注意事项
2. 小建中汤的主治病机；方中桂枝、饴糖、甘草以及芍药、饴糖、甘草的配伍意义

第二节 回阳救逆剂

◎ **重点** ◎

1. 回阳救逆剂的适应证及常用配伍
2. 四逆汤的组成、功用、主治及配伍意义

◎ **难点** ◎

四逆汤方中炙甘草的配伍意义

第三节 温经散寒剂

◎ 重点 ◎

1. 温经散寒剂的适应证及常用配伍
2. 当归四逆汤的组成、功用、主治、配伍意义及使用注意

◎ 难点 ◎

当归四逆汤、四逆汤、四逆散所主治四逆证病机的鉴别

常见试题

（一）单选题

1. 理中丸的药物组成不包括（　　）

A. 附子　　　　　　　B. 干姜　　　　　　　C. 人参
D. 白术　　　　　　　E. 炙甘草

【正确答案】A

【答案分析】本题主要考查理中丸的药物组成。理中丸由干姜、人参、白术、炙甘草组成，方中不包括附子，故正确答案应是 A。

【答题技巧】牢固掌握理中丸的药物组成。

2. 小建中汤的君药是（　　）

A. 桂枝　　　　　　　B. 芍药　　　　　　　C. 人参
D. 饴糖　　　　　　　E. 黄芪

【正确答案】D

【答案分析】本题主要考查对小建中汤君药的掌握。小建中汤由饴糖、桂枝、芍药、生姜、大枣、炙甘草组成，温中补虚，和里缓急，主治中焦虚寒、肝脾失调，阴阳不和证。方中重用甘温质润之饴糖作为君药，温补中焦，缓急止痛。故正确答案是 D。

【答题技巧】熟练掌握小建中汤的药物组成，特别是饴糖在方中的配伍意义。

3. 治疗病后中焦虚寒喜唾涎沫者，宜选用（　　）

A. 苓桂术甘汤　　　　B. 吴茱萸汤　　　　　C. 四君子汤
D. 理中丸　　　　　　E. 半夏泻心汤

【正确答案】D

【答案分析】本题主要考查对理中丸主治病证的掌握。理中丸温中祛寒，补气健脾，主治脾胃虚寒证，以及阳虚失血或脾胃虚寒所致的胸痹、病后喜唾涎沫、小儿慢惊等证。病后多生涎唾，久久不已，是脾气虚寒，不能摄津，津上溢于口所致，以理中丸缓治，可徐徐收功。苓桂术甘

汤温阳化饮，健脾利湿，主治中阳不足之痰饮证。吴茱萸汤温中补虚，降逆止呕，主治胃寒呕吐、肝寒或肾寒上逆证。四君子汤益气健脾，主治脾胃气虚证。半夏泻心汤寒热平调，散结除痞，主治寒热互结之心下痞证。

【答题技巧】了解理中丸主治病证的病机及临床特点；理解中医"异病同治"法的特点和临床意义。

（二）多选题

1. 小建中汤与桂枝汤中相同的药物是（　　）
   A. 桂枝　　　　　　B. 芍药　　　　　　C. 生姜
   D. 大枣　　　　　　E. 炙甘草

【正确答案】ABCDE

【答案分析】本题主要考查对桂枝汤、小建中汤两方药物组成的掌握。桂枝汤由桂枝、芍药、生姜、大枣、炙甘草组成；小建中汤由饴糖、桂枝、芍药、生姜、大枣、炙甘草组成，即桂枝汤倍用芍药，重用饴糖而成。所以小建中汤与桂枝汤组方中共同的药物是桂枝、芍药、生姜、大枣、炙甘草。如果对此知识点掌握不牢固，则极易错选或漏选。

【答题技巧】熟练掌握桂枝汤、小建中汤两方的药物组成，并深入理解两方在药物组成、功用、主治等方面的异同。

2. 四逆汤的主治证候包括（　　）
   A. 四肢厥逆　　　　B. 面色苍白　　　　C. 神衰欲寐
   D. 舌红苔黄　　　　E. 脉微细

【正确答案】ABCE

【答案分析】本题主要考查对四逆汤主治证候的掌握。四逆汤主治心肾阳衰寒厥证，临床以四肢厥逆，恶寒蜷卧，神衰欲寐，面色苍白，腹痛下利，呕吐不渴，舌淡苔白滑，脉微细为主要表现，故正确答案是A、B、C、E。选项D为舌红苔黄，此为热证之舌苔征象，与病机不符。

【答题技巧】牢固掌握四逆汤主治证候的特点。

（三）填空题

1. 温里剂通常分为（　　）、（　　）、（　　）三类。

【正确答案】温中祛寒剂　回阳救逆剂　温经散寒剂

【答案分析】本题主要考查对温里剂分类的掌握。临床根据里寒证的病位、病势特点，多见中焦虚寒、阳衰阴盛、寒凝经脉等不同证候，故温里剂相应分为温中祛寒、回阳救逆、温经散寒三类。

【答题技巧】熟练掌握温里剂的分类及其代表方剂。

2. 当归四逆汤的主治病证是（　　）。

【正确答案】血虚寒厥证

【答案分析】本题主要考查对当归四逆汤主治病证的掌握。当归四逆汤有温经散寒、养血通脉之功，主治血虚寒厥证，症见手足厥寒，或腰、股、腿、足、肩臂疼痛，舌淡苔白，脉沉细或细而欲绝者。

【答题技巧】熟练掌握当归四逆汤的主治证候及临床表现特点。

（四）简答题

简述炙甘草在四逆汤中的配伍意义。

【正确答案】四逆汤主治心肾阳衰寒厥证，方中附子与干姜配伍，回阳救逆；配伍炙甘草，一则益气补中，使全方温补结合，以治虚寒之本；二则甘缓姜、附峻烈之性，使其破阴回阳而无暴散之虞；三则调和药性，并使药力作用持久，是为佐药而兼使药之用。

【答案分析】本题主要考查对四逆汤配伍意义和配伍特点的掌握。失分主要出现的问题，一是忽略对四逆汤功效和主治病证的介绍；二是炙甘草的配伍意义描述不全面、不准确。

【答题技巧】掌握四逆汤的功效、主治特点；理解方中甘草的配伍意义。

（五）问答题

四逆汤、四逆散、当归四逆汤均治"四逆"，其证治方药有何不同？

【正确答案】四逆汤、四逆散、当归四逆汤均治"四逆"，主要区别是：四逆汤主治心肾阳衰，阴寒内盛之寒厥证。其手足逆冷具有过肘过膝的特点，并伴有四肢厥逆，神疲欲寐，恶寒踡卧，面色苍白，腹痛下利，呕吐不渴，舌苔白滑，脉沉微细等症。治疗急当回阳救逆。方用生附子温壮元阳，破散阴寒，回阳救逆；干姜温中散寒，助阳通脉；炙甘草一则益气补中，二则缓附、姜峻烈之性，三则调和诸药。

四逆散主治外邪传经入里，枢机不利，阳气内郁之证。其手足逆冷仅在肢端，不过腕踝，并可伴有胁胀，脉弦等症。治当以透邪解郁，疏肝理气。方用柴胡疏肝解郁，透邪外出；白芍养血敛阴柔肝；枳实行气散结；甘草健脾和中，调和诸药。

当归四逆汤主治营血虚弱，寒凝经脉，血行不利证。其手足逆冷一般不过腕踝，或仅见腰、腿、足、肩、臂疼痛，口不渴，舌淡苔白，脉沉细等症。治当温经散寒，养血通脉。方用当归养血和血，桂枝温经散寒，温通血脉；白芍养血敛营、细辛温经散寒；通草通经脉，畅血行；大枣、甘草益气健脾补血，甘草兼调和药性。

【答案分析】本题主要考查对三首四逆方主治证候病机的掌握。虽方名同为"四逆"，均可治疗四肢厥逆证，但其病机用药却大不相同。正如周扬俊《温热暑疫全书》所言："四逆汤全在回阳起见，四逆散全在和解表里起见，当归四逆汤全在养血通脉起见。"只有掌握了主治病证的病机特点，临床才能据证选方，方证相应，取得疗效。

【答题技巧】在熟练掌握三首"四逆"方剂组成、功效特点的基础上，着重了解"四逆"形成的不同病机，比较三首方剂证治方药之不同，明确其分类归属，切实掌握临床运用的范围和特点。

第七章 表里双解剂

概述

◎ **重点** ◎

表里双解剂的概念、适应证以及分类

◎ **难点** ◎

表里双解剂的使用注意事项

第一节 解表清里剂

◎ **重点** ◎

1. 葛根黄芩黄连汤的功用、主治及配伍意义
2. 葛根黄芩黄连汤的配伍特点及运用

◎ **难点** ◎

1. 协热下利的病机特点；葛根黄芩黄连汤中君药葛根的配伍意义
2. 葛根黄芩黄连汤、白头翁汤、芍药汤三方类方鉴别

第二节 解表温里剂

◎ **重点** ◎

五积散的功用、主治

◎ **难点** ◎

"五积"证治

第三节 解表攻里剂

◎ **重点** ◎

1. 大柴胡汤的功用、主治及配伍意义

2. 大柴胡汤的配伍特点及运用

3. 防风通圣散的功用、主治

4. 疏凿饮子的功用、主治

◎ 难点 ◎

1. 大柴胡汤中芍药配伍作用

2. "少阳阳明合病"病机

常见试题

（一）单选题

1. 往来寒热，胸胁苦满，呕不止，郁郁微烦，心下满痛，大便不解，舌苔黄，脉弦数有力者，治宜选用（   ）

A. 大承气汤 B. 小承气汤 C. 大柴胡汤

D. 小柴胡汤 E. 调胃承气汤

【正确答案】C

【答案分析】本题主要考查对大柴胡汤主治证的掌握。大承气汤、小承气汤、调胃承气汤均为泻下剂，主治阳明证，其中大承气汤主治痞、满、燥、实俱备之阳明腑实重证；小承气汤主治痞、满、实而燥证不明显的阳明腑实轻证；调胃承气汤主治阳明燥实内结而无痞满之证。小柴胡汤主治伤寒少阳证，症见往来寒热，胸胁苦满，默默不欲饮食，心烦喜呕，口苦，咽干，目眩，舌苔薄白，脉弦。大柴胡汤主治少阳阳明合病，症见往来寒热，胸胁苦满，呕不止，郁郁微烦，心下满痛或心下痞硬，大便不解或协热下利，舌苔黄，脉弦数有力。故正确答案是C。

【答题技巧】掌握大柴胡汤所主治之少阳阳明合病的证治要点；特别要鉴别其与小柴胡汤在主治证上的异同，避免混淆。

2. 大柴胡汤中重用生姜，是由于症见（   ）

A. 往来寒热 B. 胸胁苦满 C. 心下痞硬

D. 呕不止 E. 郁郁微烦

【正确答案】D

【答案分析】小柴胡汤与大柴胡汤中均有生姜，前方中生姜为三两，后方中为五两，是因大柴胡汤所治之证呕逆比小柴胡汤证为重，由少阳证的"喜呕"发展为"呕不止"，故重用生姜以加强降逆和胃止呕之力。

【答题技巧】掌握大柴胡汤的主治证病机特点，了解方中重用生姜的意义。

（二）多选题

1. 组成中含有柴胡、黄芩的方剂是（   ）

A. 逍遥散　　　　　　　　B. 痛泻要方　　　　　　　　C. 小柴胡汤
D. 蒿芩清胆汤　　　　　　E. 大柴胡汤

【正确答案】CE

【答案分析】本题主要考查对几首和解方剂药物组成的掌握。逍遥散由柴胡、当归、白芍、白术、茯苓、炙甘草、煨姜、薄荷组成；痛泻要方由白术、白芍、陈皮、防风组成；小柴胡汤由柴胡、黄芩、半夏、生姜、人参、大枣、炙甘草组成；蒿芩清胆汤由青蒿、黄芩、竹茹、半夏、枳壳、陈皮、赤茯苓、碧玉散（滑石、甘草、青黛）组成；大柴胡汤由柴胡、黄芩、芍药、半夏、枳实、大黄、大枣、生姜组成。故组成中含有柴胡、黄芩的方剂是小柴胡汤、大柴胡汤。容易出错的是选项 D 蒿芩清胆汤，虽亦为和解剂，具有和解少阳的作用，但其主治证为少阳湿热偏重，故方中未用柴胡，而是选用芳香化湿的青蒿与黄芩配伍，以清透少阳湿热。

【答题技巧】掌握和解方剂的药物组成，理解方中核心药对的配伍意义。

2. 葛根黄芩黄连汤中葛根的配伍意义是（　　）

A. 解肌发表　　　　　　　B. 透疹解毒　　　　　　　　C. 生津止渴
D. 升阳止利　　　　　　　E. 引药上行

【正确答案】AD

【答案分析】本题主要考查对葛根黄芩黄连汤中配伍葛根意义的掌握。该方主治协热下利。方中重用葛根为君，甘辛而凉，主入阳明经，既能解肌发表以散热，又可升发脾胃清阳而止泻升津，一箭双雕，使表解里和。故正确答案为 A、D。

【答题技巧】熟练掌握葛根黄芩黄连汤中葛根的配伍意义。

（三）填空题

大柴胡汤主治（　　　　）。

【正确答案】少阳阳明合病

【答案分析】大柴胡汤主治往来寒热，胸胁苦满，呕不止，郁郁微烦，心下满痛或心下痞硬，大便不解或协热下利，舌苔黄，脉弦数有力等证。其中往来寒热，胸胁苦满等少阳证的主证。然邪又入阳明，化热成实，里热加重，出现"郁郁微烦"。少阳胆热犯胃，又因阳明结热成实，气机被阻，腑气不通，胃气上逆程度更甚，故由少阳证"喜呕"发展为"呕不止"，并出现心下满痛或痞硬，大便秘结，苔黄等阳明热结，腑气不通之证；若里热下迫，大肠传导失司，又可见协热下利。邪居少阳，阳明热结，正盛邪实，故脉象弦数而有力。故本方主治少阳阳明合病。

【答题技巧】掌握大柴胡汤的主治证；注意与小柴胡汤主治证的鉴别，避免混淆。

（四）问答题

试述小柴胡汤与大柴胡汤在组成、功用、主治方面的异同点。

【正确答案】两方均治少阳病，均有和解少阳之功用，都含有柴胡、黄芩、半夏、生姜、大枣。不同之处在于：小柴胡汤主治伤寒少阳证，症见往来寒热，胸胁苦满，默默不欲饮食，心烦喜呕，口苦咽干，目眩，舌苔薄白，脉弦，以和解少阳，调和胆胃为主。方中重用柴胡配伍黄芩和解少阳；

半夏、生姜降逆和胃止呕；人参、大枣、甘草益气扶正，健脾和中。大柴胡汤主治少阳阳明合病，症见往来寒热，胸胁苦满，呕不止，郁郁微烦，心下满痛或心下痞硬，大便不解或协热下利，舌苔黄，脉弦数有力，不仅能和解少阳，且可内泻热结。方中柴胡与黄芩相伍以和解少阳；大黄、枳实合用以泻阳明热结，且行气消痞；芍药缓急止痛；半夏、生姜降逆止呕，特别是生姜重用，止呕之力尤著；因有阳明热结，故去甘壅之人参、甘草，用大枣调和诸药。

【答案分析】在答题表述上，易出现层次不清楚、表述不严谨、内容不全面等问题，甚至把两方的组成、功用、主治证分别叙述或分列表格，没有真正比较两方的异同。

【答题技巧】两方或多方比较异同的问答题，需要先将方剂组成、功用、主治方面的相同点综合论述，再从组成、功用、主治三个层面上分别阐释每一首方剂的具体内容，有配伍特点的务必一并列出。回答问题时不宜画图表。层次清楚、表述严谨、内容全面是回答这类问题的关键。

第八章　补益剂

概述

◎ **重点** ◎

补益剂的概念、适应证以及分类

◎ **难点** ◎

补益剂的使用注意事项

第一节　补气剂

◎ **重点** ◎

1. 四君子汤的功用、主治及配伍意义
2. 参苓白术散的功用、主治及配伍意义
3. 补中益气汤的功用、主治及配伍意义
4. 生脉散的功用、主治及配伍意义
5. 玉屏风散的功用、主治及主要配伍意义

◎ **难点** ◎

1. 四君子汤与理中丸的应用鉴别
2. 参苓白术散的用药特点以及"培土生金"法
3. 补中益气汤的主治病机以及"甘温除热"法
4. 补中益气汤方中黄芪、柴胡、升麻的用量特点及配伍意义
5. 玉屏风散与桂枝汤的应用鉴别

第二节　补血剂

◎ **重点** ◎

1. 四物汤的功用、主治、配伍意义及配伍特点
2. 当归补血汤的功用、主治、配伍意义及配伍特点
3. 归脾汤的功用、主治、配伍意义及配伍特点

◎ **难点** ◎

1. 当归补血汤中黄芪、当归的用量特点、配伍意义及配伍特点
2. 归脾汤与补中益气汤的应用鉴别

第三节　气血双补剂

◎ **重点** ◎

炙甘草汤的功用、主治、配伍意义

◎ **难点** ◎

1. 炙甘草汤阴阳气血并补的用药特点
2. 炙甘草汤治疗肺痿证的组方用药

第四节　补阴剂

◎ **重点** ◎

1. 六味地黄丸的功用、主治、配伍意义及配伍特点
2. 大补阴丸的功用、主治、配伍意义及配伍特点
3. 一贯煎的功用、主治、配伍意义及配伍特点

◎ **难点** ◎

1. 六味地黄丸中药物的用量比例、用量特点
2. 六味地黄丸的配伍特点
3. 大补阴丸中龟板、熟地与知母、黄柏的用量比例、配伍意义
4. 大补阴丸的配伍特点
5. 一贯煎中川楝子的用量特点与配伍意义
6. 一贯煎的配伍特点
7. 一贯煎与逍遥散的应用鉴别

第五节　补阳剂

◎ **重点** ◎

肾气丸的功用、主治、配伍意义及配伍特点

◎ **难点** ◎

1. 肾气丸的主治病证
2. 肾气丸中桂枝、附子的用量特点及配伍意义

3. 肾气丸的配伍特点

第六节　阴阳并补剂

◎ **重点** ◎

地黄饮子的功用、主治、主要配伍意义及配伍特点

◎ **难点** ◎

1. 地黄饮子的主治病机
2. 地黄饮子的配伍特点

常见试题

（一）单选题

1. 具滋阴降火之效，常用治阴虚火旺证的方剂是（　　）

A. 一贯煎　　　　　　B. 左归丸　　　　　　C. 六味地黄丸
D. 青蒿鳖甲汤　　　　E. 大补阴丸

【正确答案】E

【答案分析】本题主要考查对几首具有养阴作用方剂主治病机的掌握。以上方剂虽分别属于补益剂及清热剂，但均可养阴用，治阴液不足之证。其中一贯煎功用为滋阴疏肝，主治肝肾阴虚，肝气郁滞证。左归丸功用为滋阴补肾，填精益髓，主治真阴不足，精髓内亏证。六味地黄丸功用为填精滋阴补肾，主治肾阴精不足证。青蒿鳖甲汤功用为养阴透热，主治温病后期，阴虚邪伏证。

【答题技巧】牢记大补阴丸的功用及主治病机；分清有养阴功用方剂主治病机的异同，避免混淆。

2. 体现"甘温除热"治法的方剂是（　　）

A. 桂枝汤　　　　　　B. 小柴胡汤　　　　　C. 补中益气汤
D. 竹叶石膏汤　　　　E. 白虎汤

【正确答案】C

【答案分析】本题主要考查对几首均有除热作用之方剂所体现治法的掌握。以上方剂虽分别属于解表剂、和解剂、补益剂及清热剂，但所治均见发热且方中含有甘温药物。桂枝汤功可发汗解肌，调和营卫，主治外感风寒表虚之恶风发热。小柴胡汤功可和解少阳，主治邪在少阳之往来寒热。竹叶石膏汤功可清热生津，益气和胃，主治，热病后期，余热未清，气津两伤之身热多汗。白虎汤功可清热生津，主治阳明气分热盛之壮热。

【答题技巧】牢记补中益气汤的功用、主治病机；理解并掌握其所主气虚发热证的治疗方法；

注意总结所学方剂体现的不同治热法。

3. 患者见胸脘痞闷,饮食不化,肠鸣泄泻,四肢乏力,形体消瘦,舌淡苔白腻,脉虚缓,临床首选代表性方剂是（　　）

　　A. 补中益气汤　　　　　　B. 生脉散　　　　　　C. 四君子汤
　　D. 参苓白术散　　　　　　E. 玉屏风散

【正确答案】D

【答案分析】本题主要考查对几首补气方剂主治证的掌握。以上方剂均属补气剂,皆可主治气虚之证。但补中益气汤主治脾虚气陷证及气虚发热证,症见饮食减少,少气懒言,体倦肢软,或发热,自汗出,渴喜温饮,舌淡苔白,脉虚软无力;及清阳下陷诸证等。生脉散主治气阴两虚之证,症见汗多神疲,体倦乏力,气短懒言,咽干口渴,或干咳少痰,舌干红少苔,脉虚细等。四君子汤主治脾胃气虚之证,症见面色萎白,语声低微,气短乏力,食少便溏,舌淡苔白,脉虚弱。玉屏风散主治表虚自汗之证,症见汗出恶风,面色㿠白,舌淡苔白,脉浮虚软;亦治虚人腠理不固,易感风邪。

【答题技巧】熟练掌握参苓白术散所主治之脾虚湿盛证的主要临床表现;注意鉴别补气方剂主治病证的异同,避免混淆。

4. 主治血虚阳浮发热证的代表性方剂是（　　）

　　A. 当归补血汤　　　　　　B. 归脾汤　　　　　　C. 四物汤
　　D. 炙甘草汤　　　　　　　E. 八珍汤

【正确答案】A

【答案分析】本题主要考查对几首具有补血作用的方剂主治病机的掌握。以上方剂均有补血作用,皆可用治血虚证。但归脾汤主治心脾气血两虚证及脾不统血证;四物汤主治营血虚滞证;炙甘草汤主治阴血阳气虚弱,心脉失养证;八珍汤主治气血两虚证。

【答题技巧】牢记当归补血汤之主治病机特点;认真分析每个备选答案与题干的关系。注意鉴别有补血作用的方剂主治病机的异同,避免混淆。

（二）多选题

1. 一贯煎主治证的临床表现有（　　）

　　A. 胸脘胁痛　　　　　　　B. 吞酸吐苦　　　　　C. 疝气瘕聚
　　D. 舌红少津　　　　　　　E. 脉虚弦

【正确答案】ABCDE

【答案分析】本题主要考查对一贯煎主治证的掌握,若对病机、症状等基本知识点掌握不牢固,可能会出现漏选错误,尤其是备选答案C漏选情况较多见。一贯煎主治肝肾阴虚,肝气郁滞证,症见胸脘胁痛,吞酸吐苦,咽干口燥,舌红少津,脉细弱或虚弦。亦治肝气久郁,经气不利,经脉郁滞之疝气瘕聚。

【答题技巧】熟练掌握一贯煎主治证的临床表现特点,不要疏忽与肝经密切相关的疝气瘕聚证；认真分析每个备选答案与题干的关系。

2. 肾气丸的配伍特点是（　　）
A. 阳中求阴　　　　B. 阴中求阳　　　　C. 少火生气
D. 峻补元阳　　　　E. 纯补无泻

【正确答案】BC

【答案分析】本题主要考查对肾气丸配伍特点的掌握。肾气丸主治肾阳气不足证。方中附子、桂枝温肾阳，助气化，配伍滋阴补肾且量多之干地黄，可补肾填精，温肾助阳，阳药得阴药之柔润则温而不燥，阴药得阳药之温通则滋而不腻，相得益彰。方中补阳之品药少而量轻而滋阴之品药多而量重，可见立方之旨，非峻补元阳，乃在于微微生火，以鼓舞肾气，取"少火生气"之理。而备选答案A、E为主治真阴不足证之左归丸的配伍特点。

【答题技巧】牢记肾气丸的功用、主治病机、配伍用药等基本知识点，总结配伍特点，力求准确精练；认真分析每个备选答案与题干的关系。

3. 四物汤的组成药物是（　　）
A. 生地黄　　　　B. 熟地黄　　　　C. 当归
D. 白芍　　　　　E. 川芎

【正确答案】BCDE

【答案分析】本题主要考查对四物汤的药物组成、功用及主治病机的掌握。四物汤由熟地黄、当归、川芎、白芍组成，功可补血调血，主治营血虚滞之证。方中用熟地为君，甘温质润而腻，长于滋阴养血，补肾填精，为滋阴补血之要药。而备选答案A生地黄甘寒，宜于清热凉血，滋阴生津。

【答题技巧】熟练掌握四物汤的药物组成、功用及主治病机；认真分析每个备选答案与题干的关系。

4. 组成中含熟地黄的方剂是（　　）
A. 四物汤　　　　B. 大补阴丸　　　　C. 一贯煎
D. 六味地黄丸　　E. 青蒿鳖甲汤

【正确答案】ABD

【答案分析】本题主要考查对几首分别含有生、熟地黄方剂的药物组成的掌握。四物汤由熟地黄、当归、川芎、白芍组成，主治营血虚滞之证。大补阴丸由黄柏、知母、熟地黄、龟板、猪脊髓、蜂蜜组成，主治阴虚火旺证。六味地黄丸由熟地黄、山药、山茱萸、泽泻、丹皮、茯苓组成，主治肾精不足证。备选答案C是一贯煎，由北沙参、麦冬、当归身、生地黄、枸杞子、川楝子组成，主治肝肾阴虚，肝气郁滞证。备选答案E青蒿鳖甲汤，由青蒿、鳖甲、细生地、知母、丹皮组成，主治温病后期，阴虚邪伏证。

【答题技巧】牢记四物汤、大补阴丸、六味地黄丸的药物组成及主治病机；注意分清药物组成所含地黄有生熟不同，避免混淆。

（三）填空题

1. 当归补血汤的君药是（　　）。

【正确答案】黄芪

【答案分析】本题主要考查对当归补血汤的药物组成、功用及主治病机的掌握，若对组方药味、用药意义、功用及病机等基本知识点掌握不牢固，可能会错误填写当归。当归补血汤由黄芪、当归组成，功可补气生血，主治劳倦内伤，血虚气弱，阳气浮越之血虚发热证等。方中黄芪甘温，补气固表，重用（五倍于当归），意在取其量大力宏，以急固行将散亡之阳气，此即"有形之血不能速生，无形之气所当急固"之理；且其大补脾肺元气，以资生血之源，使阳生阴长，气旺血充，故用为君药。而当归养血和营，量少为臣。

【答题技巧】牢记当归补血汤的药物组成、功用及主治病机；认真分析方中每味药物的配伍意义，从而找出主导性药物。

2. 四物汤的功用是（　　）。

【正确答案】补血调血

【答案分析】本题主要考查对四物汤功用的掌握。如同属补血剂的当归补血汤功用为补气生血，归脾汤功用为益气补血，健脾养心。或填写补血养血，对四物汤病机为营血虚滞证的治法未考虑全面。

【答题技巧】掌握四物汤的基本知识点，结合主治病机认真分析。

3. 地黄饮子主治（　　）证。

【正确答案】下元虚衰，痰浊上泛之喑痱

【答案分析】本题主要考查对地黄饮子的主治病机的掌握。地黄饮子由熟地黄、巴戟天、山茱萸、石斛、肉苁蓉、附子、五味子、官桂、白茯苓、麦门冬、菖蒲、远志、生姜、大枣组成，功可滋肾阴，补肾阳，化痰开窍，所主喑痱证乃由下元虚衰，真阳无依而上浮，痰浊随之上逆，堵塞窍道而致。

【答题技巧】牢记地黄饮子的药物组成、功用及主治病机；认真分析用药特点及药物的配伍意义，有助推导并准确填写。

4. 炙甘草汤中用量最重的药物是（　　）。

【正确答案】生地黄

【答案分析】本题主要考查对炙甘草汤的药物组成、功用及主治病机的掌握，若对组方药味、用药意义、功用及病机等基本知识点掌握不牢固，则错误填写为炙甘草的情况较多见。炙甘草汤由炙甘草、生姜、人参、生地黄、桂枝、阿胶、麦门冬、麻仁、大枣组成，功可益气滋阴，通阳复脉，主治阴血阳气虚弱，心脉失养证及虚劳肺痿属气阴两伤者。方中重用生地黄，滋阴养血，配炙甘草、人参、阿胶、桂枝等滋阴补血，益气温阳，使气血充足，阴阳调和，心脉复常。方名虽为炙甘草汤，但炙甘草并不是方中用量最重的药物。

【答题技巧】熟练掌握炙甘草汤的组方药味、用药意义、功用及病机；认真分析方中每味药物的配伍意义，从而找出主导性药物。

5. 补气升阳，甘温除热的代表方剂是（　　）。

【正确答案】补中益气汤

【答案分析】本题主要考查对补中益气汤的功用、主治病机及治法的掌握。补中益气汤由黄芪、炙甘草、人参、当归、橘皮、升麻、柴胡、白术组成，功可补中益气，升阳举陷，主治脾虚气陷及气虚发热证。

【答题技巧】牢记补中益气汤的药物组成、功用及主治病机；认真分析用药特点及药物的配伍意义，注意总结不同方剂所体现的治法。

（四）简答题

1. 简述补中益气汤中升麻、柴胡的配伍意义。

【正确答案】补中益气汤有补中益气，升阳举陷之效，主治脾胃气虚，清阳下陷之证以及气虚发热证。方中用少量升麻、柴胡为佐使，升阳举陷，配重用为君，甘温补气升阳固表之黄芪，协助升提下陷之中气。药选补气与升提同用，甘温以补中益气，升提以举下陷之阳，使气虚得补，气陷得升，气虚发热得除。

【答案分析】在答题时，易出现过于简单，表述不到位，内容不全面等问题。

【答题技巧】叙述药物在方中配伍意义时，需要先简述方剂的功用或主治病机，再依次表述药物在方中所处的君臣佐使地位、功效及与方中药物配伍产生的主要效应等。

2. 一贯煎有何配伍特点？简述方中川楝子的配伍意义及用量特点。

【正确答案】一贯煎的配伍特点是：在大队滋阴养血药中，少佐一味川楝子疏肝理气，以养肝体为主，兼和肝用，从而使滋阴而不遏制气机，疏肝理气又不耗伤阴血。方中用少量川楝子为佐药，疏肝泄热，理气止痛，顺应肝的条达之性，可平其横逆。川楝子虽苦寒，但配伍甘寒柔润滋阴养血之生地黄、麦冬、沙参等，则寒而不燥，合诸药共奏滋阴疏肝之效。

【答案分析】答题易出现叙述不准确，表述过于简单、不到位，内容不全面等问题。

【答题技巧】叙述方剂配伍特点，需要根据方剂的功用、主治及配伍用药情况，分析归纳总结配伍特点，力求准确精练。至于叙述药物在方中的配伍意义等可参考前述相关内容。

3. 简述六味地黄丸的组成、功用及配伍特点。

【正确答案】六味地黄丸由熟地黄、山茱萸、干山药、泽泻、茯苓、牡丹皮组成。功用为填精滋阴补肾。配伍特点是药用六味，三补三泻，以补为主；肝脾肾三脏兼顾，以滋肾精为主。

【答案分析】对方剂基本知识点掌握不够牢固，答题易出现叙述不准确，内容不全面等问题。

【答题技巧】掌握方剂基本知识点；叙述方剂配伍特点，需要根据方剂的功用、主治及配伍用药情况，分析总结归纳配伍特点，力求准确精练。

4. 玉屏风散与桂枝汤均可用治表虚自汗，两方在用药、主治、功用方面有何区别？

【正确答案】玉屏风散与桂枝汤均可用治表虚自汗证。玉屏风散由黄芪、白术、防风组成，主治卫气虚弱，腠理不固所致之自汗等证。桂枝汤由桂枝、芍药、生姜、大枣、炙甘草组成，主治外感风寒，营卫不和所致自汗等证。故玉屏风散功专益气固表止汗；桂枝汤则以解肌发表，调和营卫而取止汗之效。

【答案分析】对方剂基本知识点掌握不够牢固，答题易出现叙述不准确，内容不全面等问题。

【答题技巧】掌握方剂基本知识点；需要跟据方剂用药、主治及功用情况，依次简要叙述。

5. 简述四君子汤与理中丸在用药、主治、功用方面有何异同？

【正确答案】四君子汤与理中丸组成仅一药之别，但二方君药和主要配伍不同，因而功效、主治亦随之而异。四君子汤与理中丸的药物组成中均有人参、白术、炙甘草三味，皆可益气补中，治疗脾虚之证。但四君子汤中三药与茯苓相伍，且人参为君药，故重在益气健脾，主治脾胃气虚证；理中丸用三药与干姜相配，并以干姜为君药，故重在温中祛寒，主治中焦虚寒证。

【答案分析】答题表述易出现层次不清楚、表述不严谨、内容不全面等问题，抑或简单将两方的组成用药、功用、主治证分别叙述或分列表格，没有真正比较两者的异同。

【答题技巧】两方比较异同的题目类型各异，本题要求简述组成用药、功用、主治方面异同。首先将两方组成用药、功用、主治方面的相同点简要论述，再分别从组成用药、功用、主治方面简要叙述每首方剂的具体内容。回答问题时注意要层次清楚、表述严谨简练。不宜画图表。

（五）问答题

1. 逍遥散与一贯煎均可治肝郁气滞之胁痛，二方在功用、主治、主要配伍方面有何异同？

【正确答案】逍遥散与一贯煎均有疏肝理气作用，均可治肝郁气滞之胁痛。但逍遥散疏肝养血健脾的作用强，方中用柴胡为君，与当归、白芍、白术、茯苓等配伍，以疏肝解郁与养血敛阴柔肝并用，又健脾益气实木以御木侮，且使营血化生有源，主治肝郁血虚脾弱之胁痛，并伴有神疲食少，头痛目眩，脉弦而虚等。一贯煎滋养肝肾的作用明显，方中重用生地为君，合当归、枸杞、北沙参、麦冬并用，配伍少量川楝子，以滋阴养血为主，少佐一味疏肝理气，主治肝肾阴虚之胁痛，并见咽干口燥，吞酸吐苦，舌红少津，脉细弱或虚弦等。

【答案分析】在答题表述上，易出现叙述杂乱，表述不清楚、重点不突出等问题。

【答题技巧】两方比较异同的题目类型各异，本题要求谈功用、主治、主要配伍方面异同。首先将方剂功用、主治方面的相同点综合论述，再分别从功用、主治及主要配伍方面阐释每首方剂的具体内容及特点。回答问题时注意要层次清楚、表述严谨，内容全面。不宜画图表。

2. 补中益气汤与归脾汤均可益气，二者在用药，功用、主治及主要配伍方面有何异同？

【正确答案】补中益气汤与归脾汤同用参、芪、术、草以益气补脾，疗脾气不足之证。但补中益气汤重用补气升阳固表之黄芪为君，配伍人参、白术等增补中益气之力，并伍以少量升麻、柴胡升阳举陷，助君升提下陷中气之效；有补中益气，升阳举陷之功，意在补气升提，复脾胃升清降浊之能，主治脾胃气虚之少气懒言，体倦肢软，饮食减少，舌淡脉虚，或气虚发热之身热自汗，渴喜热饮，脉虚大无力，或中气下陷之脱肛，崩漏，久泻久痢等证。归脾汤用参、芪、术、草补脾益气以生血，使气旺血生，配当归、龙眼肉补血养心，更用枣仁、远志、茯苓（多用茯神）养心安神等；取益气补血，健脾养心之效，意在心脾双补，复脾生血统血之职，主治心脾气血两虚之心悸怔忡，食少体倦，健忘失眠，或脾不统血之便血，崩漏，量多色淡，舌淡脉细弱等证。

【答案分析】答题表述易出现层次不清楚、表述不严谨、内容不全面等问题，抑或简单将两方的组成用药、功用、主治证等分别叙述或分列表格，没有真正比较两者的异同。

【答题技巧】两方比较异同的题目类型各异，本题要求谈组成用药、功用、主治及主要配伍方面异同。首先将方剂组成用药、功用、主治及主要配伍方面的相同点综合论述，再分别从组成用药、功用、主治及主要配伍方面阐释每首方剂的具体内容及特点。回答问题时不宜画图表。层次清楚、表述严谨、内容全面是回答这类问题的关键。

3. 试述黄芪在补中益气汤和当归补血汤中的配伍意义。

【正确答案】补中益气汤有补中益气，升阳举陷之效，主治脾胃气虚，清阳下陷之证以及气虚发热证，方中用黄芪为君，补中益气，升阳固表，与人参、白术、炙甘草相伍，以增强补中益气之功；与当归合用，则补气以养血；与少量升麻、柴胡相配，使升阳举陷之力强。当归补血汤功可补气生血，主治劳倦内伤，血虚气弱，阳气浮越之血虚发热证等，方中君药黄芪，补气固表，重用（五倍于当归），意在取其量大力宏，以急固行将散亡之阳气，此即"有形之血不能速生，无形之气所当急固"之理；且用其大补脾肺元气，以资生血之源，配当归养血和营，二药相伍，使阳生阴长，气旺血生，则虚热自除。

【答案分析】在答题时，易出现过于简单，表述不到位，内容不全面等问题。

【答题技巧】叙述药物在方中配伍意义时，需要先叙述方剂的功用及主治病机，再依次表述药物在方中所处的君臣佐使地位、功效及与方中药物配伍产生的效应等。回答问题时注意要层次清楚、表述严谨，内容全面、特点突出。不宜画图表。

4. 试述大补阴丸的配伍特点及方中配伍知母、黄柏的意义。

【正确答案】大补阴丸的配伍特点是滋阴与降火并用，培本清源，标本兼治；滋阴培本为主，降火清源为辅。大补阴丸有滋阴降火之效，主治阴虚火旺之证，是证阴虚为本，火旺为标，二者互为因果，水亏火炎，火灼阴伤，若滋阴不降火，则旋补旋耗；若降火不滋阴，则火暂平而又上炎，治宜滋阴与降火并用。故方中用黄柏苦寒，善泻相火以坚阴，知母苦寒质润，为滋肾水，润肺阴，降虚火之要药，二味为臣药相须为用，泻相火保真阴以清源（治标），与滋阴潜阳，壮水制火以培本（治本）的君药熟地、龟板相配，且熟地与龟板用量较重，以滋阴与降火并行，滋阴为主，降火为辅，则水充火自灭，水足阴得救。

【答案分析】答题易出现叙述不准确，表述过于简单、不到位，内容不全面等问题。

【答题技巧】叙述方剂配伍特点，需要跟据方剂的功用、主治及配伍用药情况，分析归纳总结配伍特点，力求准确精练。至于叙述药物在方中的配伍意义等可参考前述相关内容。

5. 当归补血汤和补阳还五汤皆重用黄芪，其意义何在？

【正确答案】当归补血汤和补阳还五汤中皆重用黄芪，取其补气之效，以治气虚之证。但当归补血汤有补气生血之效，主治劳倦内伤，血虚气弱，阳气浮越之血虚发热证等，方中君药黄芪，补气固表，重用（五倍于当归），意在取其量大力宏，以急固行将散亡之阳气，此即"有形之血不能速生，无形之气所当急固"之理；且用其大补脾肺元气，以资生血之源；配当归养血和营，二药相伍，使阳生阴长，气旺血生，则虚热自除。而补阳还五汤具补气活血通络之功，主治气虚血滞，脉络瘀阻之证（中风之气虚血瘀证），方中生黄芪为君，重用至四两，取其大补脾胃之元气，使气旺血行，瘀去络通；与当归、川芎、地龙等活血通络药相合，用大量补气药配少量活血药，意在气旺则血行，活血不伤正，使气旺、瘀消、络通，诸症向愈。

【答案分析】答题表述易出现过于简单，表述不到位，层次不清楚、内容不全面等问题。

【答题技巧】叙述药物在方中配伍意义时，需要先叙述方剂的功用及主治病机，再依次表述药物在方中所处的君臣佐使地位、功效及与方中药物配伍产生的效应等。回答问题时注意要层次清楚、表述严谨，内容全面、特点突出。不宜画图表。

第九章　固涩剂

概述

◎ **重点** ◎

1. 固涩剂的概念、适应证以及分类
2. 固涩剂中常配伍补益药的含义

◎ **难点** ◎

固涩剂适用范围及应用注意事项

第一节　固表止汗剂

◎ **重点** ◎

1. 牡蛎散的组成、功用、主治、配伍特点、运用
2. 比较牡蛎散与玉屏风散的功用、主治与配伍特点

◎ **难点** ◎

牡蛎散所主病证的病机

第二节　敛肺止咳剂

◎ **重点** ◎

九仙散的组成、功用、主治

◎ **难点** ◎

九仙散所治久咳肺虚证的病机

第三节　涩肠固脱剂

◎ **重点** ◎

1. 真人养脏汤的组成、功用、主治、配伍意义、运用

2. 四神丸的组成、功用、主治、配伍意义、运用

3. 四神丸的用法要点

4. 比较真人养脏汤与四神丸在功用、主治病证与配伍特点方面的异同

◎ 难点 ◎

肾泄证的病机特点

第四节　涩精止遗剂

◎ 重点 ◎

1. 桑螵蛸散的组成、功用、主治、配伍意义、运用

2. 金锁固精丸的组成、功用、主治

◎ 难点 ◎

1. 交通心肾的治法特点

2. 人参在桑螵蛸散中的配伍意义

第五节　固崩止带剂

◎ 重点 ◎

1. 固冲汤的组成、功用、主治、配伍意义、运用

2. 易黄汤的组成、功用、主治

◎ 难点 ◎

1. 血崩与益气固冲摄血的关系

2. 固冲汤中配伍黄芪、白术的意义

3. 肾虚与湿热带下的关系

常见试题

（一）单选题

1. 四神丸的组成药物是（　　）

A. 吴茱萸、骨碎补、肉豆蔻、五味子

B. 肉豆蔻、五味子、吴茱萸、补骨脂

C. 补骨脂、草豆蔻、吴茱萸、五味子

D. 肉豆蔻、补骨脂、五味子、山茱萸

E. 肉豆蔻、五倍子、补骨脂、吴茱萸

【正确答案】B

【答案分析】本题主要考查对四神丸组成的掌握。四神丸由肉豆蔻、五味子、吴茱萸、补骨脂组成，记忆难度并不大，但由于选项中利用名称相近的药物作为干扰，如果药物功效掌握不扎实，则容易错选。

【答题技巧】本题考点是药物组成，但是关键是能正确区分吴茱萸、山茱萸、肉豆蔻、草豆蔻，五倍子、五味子，补骨脂、骨碎补这几组相似药物。如果不能确定答案，可运用排除法，分析各选项中药物功效同五更泻病机之间的联系，从而利用中药学相关知识选择正确答案。

2. 固冲汤中与黄芪共为君药的是（　　）

A. 山茱萸　　　　　　　　B. 白术　　　　　　　　C. 牡蛎

D. 白芍　　　　　　　　　E. 五倍子

【正确答案】B

【答案分析】本题主要考查固冲汤的组方配伍意义。固冲汤为治肾虚不固、脾虚不摄、冲脉滑脱所致崩漏而设，方中重用白术，与黄芪相伍，补气健脾，使气旺摄血，共为君药。

【答题技巧】君药是针对主病或主证起主要治疗作用的药物，因此熟练掌握方剂所主病证的病机，并和药物功效联系在一起记忆，可起到事半功倍的效果。

3. 牡蛎散的功用是（　　）

A. 敛阴止汗，益气固表　　B. 益气固表，实卫止汗　　C. 益气生津，敛阴止汗

D. 清暑益气，养阴生津　　E. 滋阴泻火，固表止汗

【正确答案】A

【答案分析】本题考查牡蛎散的功效。牡蛎散功用敛阴止汗，益气固表；玉屏风散功用益气固表止汗；生脉散功用益气生津，敛阴止汗；清暑益气汤功用清暑益气，养阴生津；当归六黄汤功用滋阴泻火，固表止汗。干扰选项中均有生津或止汗词句，易相互混淆，需要特别注意。

【答题技巧】本题的选项含义近似，主要考查学生对方剂功效掌握的准确程度。牡蛎散属固涩剂，因此其功用先提"敛"。玉屏风散、生脉散属补益剂，所以其功用先提"益气"。清暑益气汤属清热祛暑剂，故功用先提"清暑"。当归六黄汤属清虚热类方剂，所以先提"滋阴"。熟记方剂的所属类别有助于对功用的记忆，需要特别关注。

4. 脾肾阳虚之五更泻，治宜选用（　　）

A. 芍药汤　　　　　　　　B. 真人养脏汤　　　　　　C. 痛泻要方

D. 乌梅丸　　　　　　　　E. 四神丸

【正确答案】E

【答案分析】本题考查对治疗泄泻方剂主治证病机的掌握。四神丸功能温肾暖脾，固肠止泻，主治脾肾阳虚之五更泻，故选项E为正确答案。芍药汤主治湿热痢疾；真人养脏汤主治久泻久痢，脾肾虚寒证；痛泻要方主治脾虚肝旺之痛泻证；乌梅丸主治久泻久痢。

【答题技巧】五更泻病机较为特殊，是四神丸方的难点，需要透彻的理解记忆。

5. 症见遗精滑泄、神疲乏力、腰痛耳鸣、舌淡苔白、脉细弱者，治宜选用（　　）

A. 桑螵蛸散　　　　　　　B. 六味地黄丸　　　　　　C. 金锁固精丸

D. 四神丸　　　　　　　　E. 大补阴丸

【正确答案】C

【答案分析】本题主要考查金锁固精丸的主治证候、临床表现。以临床案例形式出题，贴近临床实际，亦为考核方剂主治证候的常用方法。金锁固精丸具有补肾涩精之效，主治肾虚不固之遗精。遗精滑泄，神疲乏力，腰痛耳鸣，舌淡苔白，脉细弱。

【答题技巧】本类考题解答技巧在于熟练掌握重点方剂的辨证要点。

（二）多选题

1. 固涩剂的禁忌病证是（　　）

A. 伤食泄泻　　　　　　　B. 火扰遗泄　　　　　　　C. 热病多汗

D. 实热崩带　　　　　　　E. 痰饮咳嗽

【正确答案】ABCDE

【答案分析】本题主要考查固涩类方剂的使用注意事项。固涩剂为正虚无邪者设，故凡外邪未去，误用固涩，则有"闭门留寇"之弊。此外，对于热病多汗、痰饮咳嗽、火扰遗泄、热病初起、伤食泄泻、实热崩带等，均非本类方剂之所宜。

【答题技巧】方剂学各论中，每章概述的最后部分为该类方剂的应用注意事项，因和临床关系密切，需要熟练掌握。

2. 桑螵蛸散中配伍人参的意义是（　　）

A. 大补元气　　　　　　　B. 补益心气　　　　　　　C. 安神定志

D. 固摄津液　　　　　　　E. 健脾益气

【正确答案】BC

【答案分析】本题考查单味药在方中的配伍意义。桑螵蛸散原作散剂，各药用量相等，而在服用时，以人参汤调服，于方中寓意有二：一为补益心气，一为安神定志。

【答题技巧】凡在方解中明确提出某药的配伍意义，并且逐条分析，多为方中重点内容，应熟练掌握。

3. 固经丸的君药是（　　）

A. 黄柏　　　　　　　　　B. 龟板　　　　　　　　　C. 黄芩

D. 香附　　　　　　　　　E. 白芍

【正确答案】BE

【答案分析】本题考查方剂的组方结构。方中重用龟板咸甘性平，益肾滋阴而降火；白芍苦酸微寒，敛阴益血以养肝。二药为滋阴清热止血的常用组合，共为君药。

【答题技巧】本方二药共为君，要适当留意。

4. 桑螵蛸散中体现安神定志，交通心肾作用的药物是（　　）

A. 桑螵蛸　　　　　　B. 龙骨　　　　　　　C. 菖蒲
D. 当归　　　　　　　E. 远志

【正确答案】CE

【答案分析】本题主要考查桑螵蛸散的组方配伍意义。桑螵蛸散调补心肾，涩精止遗，主治心肾两虚证。方中菖蒲、远志安神定志，交通心肾，意在补肾涩精、宁心安神的同时，促进心肾相交。

【答题技巧】桑螵蛸散证的病机为心肾两虚，水火不交，菖蒲、远志是交通心肾常用药对，为临床所习用，也是常考知识点，凡遇到此类药对或药物组合均需重点记忆，如调和营卫之桂枝、芍药；收敛止血，救元气欲脱之山茱萸、龙骨、牡蛎等。

5. 组成中含有罂粟壳的方剂是（　　　）
A. 真人养脏汤　　　　B. 固冲汤　　　　　　C. 金锁固精丸
D. 九仙散　　　　　　E. 四神丸

【正确答案】AD

【答案分析】本题考查固涩类方剂的药物组成。虽然仅为一题，但需要掌握五首方剂组成才能正确作答，属于多选题中难度较大的类型。

【答题技巧】可以结合中药学知识进行分析。罂粟壳具有涩肠止泻和敛肺止咳之效，常用于久泻久痢和肺虚久咳，遗精滑泄和崩漏少用，可用排除法筛选出正确答案。

（三）填空题

1. 桑螵蛸散的功用是（　　　）

【正确答案】调补心肾，固精止遗

【答案分析】桑螵蛸散所主病证由心肾两虚，水火不交所致，故治宜调补心肾，固精止遗。

【答题技巧】本题考查桑螵蛸散的功用，即该病证的治法。治法是针对病机而设，除了要熟记方剂功效外，还要和该病病机相联系，达到熟练掌握的程度。

2. 固涩剂中常配伍补益药，目的是使之（　　　）

【正确答案】标本兼顾

【答案分析】固涩剂所治的滑脱散失之证，皆由正气亏虚而致，故应根据气血、阴阳、精气、津液耗伤程度的不同，配伍相应的补益药，使之标本兼顾。

【答题技巧】本题考查方剂常用配伍方法。要重点掌握温里剂、补益剂、止血剂、祛湿剂、祛痰剂等的常用配伍方法，此知识点多为填空题和简答题考点。

3. 固经丸主治（　　　）之崩漏。

【正确答案】阴虚血热

【答案分析】本题考查固经丸的主治病机。本方滋阴清热，固经止血，主治阴虚血热之崩漏。本方和固冲汤均能主治崩漏，容易混淆，需特别注意。

【答题技巧】同类方剂功用主治相近,需要熟练掌握方剂所主病证的病机特点,才能正确回答。

(四)简答题

简述易黄汤的功用、主治证及临床表现。

【正确答案】易黄汤具有补益脾肾,清热祛湿,收涩止带之功,主治脾肾虚弱,湿热带下。症见带下黏稠量多,色黄如浓茶汁,其气腥秽,舌红,苔黄腻者。

【答案分析】本题主要考查易黄汤组成、功用、主治等基础内容,应熟练掌握。

【答题技巧】临床表现内容较繁杂,不易回答全面,应首先牢记该方辨证要点,再根据所掌握的《中医诊断学》知识,适当添加其他临床表现。

(五)问答题

牡蛎散与玉屏风散均可用治自汗,二者如何区别使用?

【正确答案】本方与玉屏风散均可用治卫气虚弱,腠理不固之自汗。但本方补敛并用而以固涩为主,为收敛止汗的代表方,善治体虚卫外不固,又复心阳不潜之自汗盗汗。玉屏风散则以补气为主,以补为固,属于补益剂,且黄芪、防风相配,补中寓散,故宜于表虚自汗或虚人易感风邪者。

【答案分析】本题考查类方鉴别,所涉及的两方属不同章节,因此鉴别要从组成、功用、主治方面逐条分析,才不易出现内容不全面等问题。

【答题技巧】跨章节两方进行类方鉴别,相对来说要比同类方鉴别难度大,可以先提出两方分属不同类别,然后再从组成、功用、主治三个层面上分别阐释每一首方剂的具体内容,其余答题技巧参考前述。

第十章 安神剂

概述

◎ **重点** ◎

安神剂的概念、适应证以及分类

◎ **难点** ◎

安神剂的使用注意事项

第一节 重镇安神剂

◎ **重点** ◎

1. 朱砂安神丸的功用、主治、主要配伍意义
2. 朱砂安神丸的使用注意

◎ **难点** ◎

1. 朱砂安神丸的主治病机
2. 朱砂安神丸标本同治的配伍用药特点

第二节 补养安神剂

◎ **重点** ◎

1. 天王补心丹的功用、主治、配伍意义及配伍特点
2. 酸枣仁汤的功用、主治、配伍意义及配伍特点
3. 酸枣仁汤与天王补心丹的应用鉴别

◎ **难点** ◎

1. 天王补心丹的主治病机以及方中生地黄为君药的意义
2. 酸枣仁汤的主治病机以及方中酸枣仁与川芎的配伍意义
3. 天王补心丹与归脾汤的应用鉴别

常见试题

(一) 单选题

1. 主治心火亢盛,阴血不足而致心悸失眠,神志不安证的方剂是（　　）

A. 归脾汤　　　　　　　B. 天王补心丹　　　　　　C. 朱砂安神丸
D. 血府逐瘀汤　　　　　E. 酸枣仁汤

【正确答案】C

【答案分析】本题主要考查对几首均可用治心悸失眠,神志不安证方剂主治病机的掌握。以上方剂虽分别属于补益剂、理血剂及安神剂,但均可治疗神志不安之心悸失眠证。其中归脾汤主治心脾气血两虚,心失所养之心悸失眠。天王补心丹主治心肾阴虚血少,虚火内扰之心悸失眠。血府逐瘀汤主治胸中血瘀,气机郁滞,瘀热扰心之心悸失眠。酸枣仁汤主治肝血不足,虚热内扰之心悸失眠。

【答题技巧】牢记朱砂安神丸所主心悸失眠,神志不安证的病机;注意总结相关内容。

2. 患者见虚烦失眠,心悸不安,头目眩晕,咽干口燥,舌红,脉细弦,临床首选代表性方剂是（　　）

A. 温胆汤　　　　　　　B. 酸枣仁汤　　　　　　　C. 天王补心丹
D. 归脾汤　　　　　　　E. 朱砂安神丸

【正确答案】B

【答案分析】本题主要考查对几首均有安神功用方剂临证主治证的掌握。以上方剂虽分别属于祛痰剂、补益剂及安神剂,但均能安神定志,用治神志不安之证。温胆汤主治胆郁痰扰证,症见胆怯易惊,头眩心悸,心烦不眠,夜多异梦;或呕吐呃逆,眩晕,癫痫;苔白腻,脉弦滑。天王补心丹主治阴虚血少,神志不安证,症见心悸怔忡,虚烦失眠,神疲健忘,或梦遗,手足心热,口舌生疮,大便干结,舌红少苔,脉细数。归脾汤主治心脾两虚,气血不足证,症见心悸怔忡,健忘失眠外,盗汗,食少体倦,面色萎黄,舌质淡,苔薄白,脉细缓,或见便血、崩漏等脾不统血证。朱砂安神丸主治心火亢盛,阴血不足证,症见失眠多梦,惊悸怔忡,心烦神乱,或胸中懊恼,舌尖红,脉细数。

【答题技巧】熟练掌握酸枣仁汤所主治之肝血不足、虚热内扰证的主要临床特点;分清有安神功用方剂主治病证的异同,避免混淆。

(二) 多选题

1. 天王补心丹主治证的临床表现有（　　）

A. 大便溏薄　　　　　　B. 手足心热　　　　　　C. 心悸失眠
D. 舌红少苔　　　　　　E. 脉细数

【正确答案】BCDE

【答案分析】本题主要考查对天王补心丹主治证的掌握,若对病机、症状等基本知识点掌握不牢固，可能会错误地选择A。天王补心丹主治阴虚血少，神志不安证，症见心悸怔忡，虚烦失眠，神疲健忘，或梦遗，手足心热，口舌生疮，大便干结，舌红少苔，脉细数。而备选答案A为脾失健运，湿浊内生之征。

【答题技巧】牢记天王补心丹所主治之阴虚血少，神志不安证的主要临床特点；认真分析每个备选答案与题干的关系。

2. 天王补心丹的配伍特点是（　　）
A. 肝脾同调　　　　　B. 心肾两顾　　　　　C. 标本兼治
D. 镇清并用　　　　　E. 补中有行

【正确答案】BC

【答案分析】本题主要考查对天王补心丹配伍特点的掌握。天王补心丹主治心肾阴虚血少，神志不安证，方中重用生地黄配麦冬、天冬、玄参等，意在补心肾之阴，使水盛制火，并伍大队养心安神药以滋阴养血，补心安神为主。而备选答案A是主治肝脾不和证方剂的配伍特点。备选答案D是有镇心安神，清热养血之效，主治心火亢盛，阴血不足证之朱砂安神丸的配伍特点。备选答案E是方中酸枣仁与川芎相伍，辛散酸收，补血行血，有养血调肝之用，主治肝血不足，虚热内扰证之酸枣仁汤的配伍特点。

【答题技巧】熟练掌握天王补心丹的功用、主治病机、配伍用药等基本知识点，总结配伍特点，力求准确精练，认真分析每个备选答案与题干的关系。

（三）填空题

1. 天王补心丹的君药是（　　）。

【正确答案】生地黄

【答案分析】本题主要考查对天王补心丹的药物组成及主治病机的掌握。天王补心丹由生地黄、天门冬、麦门冬、酸枣仁、柏子仁、当归、玄参、茯苓、远志、人参、五味子、丹参、朱砂、桔梗组成，主治心肾两亏，阴虚血少，虚火内扰之神志不安证。方中生地黄甘寒，入心肾经，滋阴养血，可壮水以治虚火，且用量独重，故为君药。错误答案所举药味中酸枣仁滋养心肝阴血，安心神；柏子仁养心安神；丹参清热凉血，除烦安神；茯苓益心脾，安心神；远志安神定志；五味子酸敛宁心安神；朱砂重镇清心安神；诸药虽均可安神，但各有所偏，未能达到标本兼治，心肾两顾的目的。

【答题技巧】牢记天王补心丹的药物组成及主治病机；认真分析方中每味药物的配伍意义。

2. 酸枣仁汤的功用是（　　），（　　）。

【正确答案】养血安神　清热除烦

【答案分析】本题主要考查对酸枣仁汤功用的掌握。如同属滋养安神剂的天王补心丹功用为滋阴养血，补心安神。属重镇安神剂的朱砂安神丸功用为镇心安神，清热养血。

【答题技巧】掌握酸枣仁汤的基本知识点，结合主治病机认真分析。

（四）简答题

1. 简述酸枣仁汤中川芎的配伍意义。

【正确答案】酸枣仁汤有养血安神，清热除烦之效，主治肝血不足，虚热内扰之虚烦失眠证。方中川芎为佐药，辛温而散，调肝血，疏肝气，与君药酸枣仁相伍，辛散酸收并用，补血行血同施，达养血调肝之用。

【答案分析】在答题时，易出现过于简单，表述不到位，内容不全面等问题。

【答题技巧】叙述药物在方中配伍意义时，需要先简述方剂的功用或主治病机，再依次表述药物在方中所处的君臣佐使地位、功效及与方中药物配伍产生的主要效应等。

2. 天王补心丹有何配伍特点？简述方中生地黄的配伍意义及用量特点。

【正确答案】天王补心丹的配伍特点是滋阴补血以治本，养心安神以治标，标本兼治，重在治本，心肾两顾，重在补心。方中生地黄为君药，入心肾经，滋阴养血使水盛制火，且用量独重，因本方病机重点在于心肾不足，水不制火，虚火内动，扰乱神明之故。

【答案分析】答题易出现叙述不准确，表述过于简单、不到位，内容不全面等问题。

【答题技巧】叙述方剂配伍特点，需要跟据方剂的功用、主治及配伍用药情况分析总结配伍特点，力求准确精练。至于叙述药物在方中的配伍意义等可参考前述相关内容。

（五）问答题

1. 酸枣仁汤与归脾汤均可安神，用治心悸失眠等证，临床如何区别应用？

【正确答案】酸枣仁汤与归脾汤均有养血安神的作用，用治心血不足之失眠、心悸等证。酸枣仁汤重用性平味酸之酸枣仁养肝血安神，配伍辛散温通之川芎调气疏肝，酸收与辛散并用以养血调肝，为养血安神，清热除烦之剂，主治肝血不足，虚热内扰心神所致虚烦失眠，心悸不安，头晕目眩，舌红脉弦细等证。归脾汤则用黄芪、人参、白术、配龙眼肉、当归等为主，功在益气补血，健脾宁心，心脾同治，气血兼顾，使心得所养，血统于脾，主治心脾两虚，气血不足，心失所养之心悸怔忡，健忘失眠、神疲食少，舌质淡，脉细弱，或见便血、崩漏等脾不统血证者。

【答案分析】在答题表述上，易出现表述不清楚、重点不突出等问题。

【答题技巧】两方比较异同的题目类型各异，本题要求谈临床如何区别应用。首先需要论述方剂功用、主治方面的相同点，再分别阐释每首方剂的主要药物配伍效应，方剂功用，主治病机及临床表现，尤应详尽表述病机和临床表现。回答问题时不宜画图表。

2. 试述天王补心丹与酸枣仁汤在组成用药、功用、主治方面有何异同？

【正确答案】天王补心丹与酸枣仁汤同属滋养安神剂，在组成上均有酸枣仁、茯苓两味药物，皆有滋阴养血安神之功，可用于阴血不足，虚热内扰之失眠心悸等。天王补心丹重用生地黄滋阴养血为君，配麦冬、天冬、玄参等滋阴清热，意在补心肾之阴，使水盛制火，伍大队养心安神药以滋阴养血，补心安神为主，兼可清热，宜于心肾阴虚血少，虚火内扰失眠心悸，兼见神疲健忘，手足心热，口舌生疮，大便干结，舌红少苔，脉细数等。酸枣仁汤重用酸枣仁养肝血，安心神为君，配川芎、茯苓、知母以调气行血，除烦安神，功可养血调肝，主治肝血不足，虚热内扰之虚烦失眠，心悸不安，兼见头晕目眩，舌红，脉弦细等。

【答案分析】答题表述易出现层次不清楚、表述不严谨、内容不全面等问题，抑或简单将两方的组成用药、功用、主治证分别叙述或分列表格，没有真正比较两者的异同。

【答题技巧】两方比较异同的题目类型各异，本题要求谈组成用药、功用、主治方面异同。首先将方剂组成用药、功用、主治方面的相同点综合论述，再分别从组成用药、功用、主治方面阐释每首方剂的具体内容。回答问题时不宜画图表。层次清楚、表述严谨、内容全面是回答这类问题的关键。

第十一章　开窍剂

概述

◎ **重点** ◎

开窍剂的概念、适应证以及分类

◎ **难点** ◎

1. 开窍剂的使用注意事项
2. 凉开与温开方剂的组方配伍规律

第一节　凉开剂

◎ **重点** ◎

凉开三宝的功用及主治证的异同

◎ **难点** ◎

安宫牛黄丸、紫雪、至宝丹的用药特点

第二节　温开剂

◎ **重点** ◎

苏合香丸的功用、主治、组方意义以及配伍特点

◎ **难点** ◎

寒闭证的病因病机及证治要点；苏合香丸中配伍白术、诃子的意义

常见试题

（一）单选题

1. 至宝丹最适宜于哪种原因所致的窍闭神昏证（　　）

A. 温邪内陷　　　　　　　　B. 痰热壅闭　　　　　　　　C. 肝阳暴张

D. 心火炽盛　　　　　　　　　E. 中寒气闭

【正确答案】B

【答案分析】本题主要考查至宝丹主治证的病机特点。首先应区别凉开剂与温开剂主治病证的不同，排除答案E。至宝丹主治神昏谵语，身热烦躁，痰盛气粗，舌绛苔黄垢腻，脉滑数等证，为痰热壅闭，内闭心包所致，故选B。

【答题技巧】牢记至宝丹的主治证痰热内闭心包证；并注意鉴别不同开窍剂的病机特点，避免混淆。

2. 功擅清热开窍，化浊解毒的方剂是（　　）

　　A. 玉枢丹　　　　　　B. 紫雪　　　　　　C. 至宝丹
　　D. 苏合香丸　　　　　E. 安宫牛黄丸

【正确答案】C

【答案分析】本题主要考查至宝丹的功用，并采用了逆向思维，若对基本知识点掌握不牢固，则会选择错误，尤其易与B、E答案混淆。B紫雪以金石重镇、甘寒咸凉与芳香开窍之品组方，因配伍了羚羊角，心肝并治，清热开窍中更具息风止痉之效，因而该方长于息风止痉；E安宫牛黄丸由开窍药配伍清热药及重镇安神、豁痰解毒之品组成，功用为清热解毒、开窍醒神。方中既有牛黄、犀角之甘凉、咸寒，复用黄连、黄芩、栀子之大苦大寒，因而该方长于清热解毒。另外A答案玉枢丹教材未选，其功用是化痰开窍，辟秽解毒，消肿止痛。

【答题技巧】熟练掌握至宝丹的功用特点。

3. 安宫牛黄丸的功用是（　　）

　　A. 清热开窍，息风止痉　　B. 清热泻火，开窍宁神　　C. 清心豁痰，开窍安神
　　D. 清热解毒，豁痰开窍　　E. 以上都不是

【正确答案】D

【答案分析】本题主要考查安宫牛黄丸的功用，因A、B、C、D答案内容较为相似，不易区分，如果对基本知识点掌握不牢固，就容易错选。安宫牛黄丸由开窍药配伍清热药及重镇安神、豁痰解毒之品组成，方中除了用甘凉、咸寒之牛黄、犀角，又配伍了大苦大寒之黄连、黄芩、栀子，故本方长于清热解毒。其功用除开窍豁痰，又强调了清热解毒之效。

【答题技巧】牢记安宫牛黄丸的功用特点。

4. 某患者症见高热烦躁，神昏谵语，痉厥，口渴唇焦，尿赤便秘，舌质红绛，苔干黄，脉弦数。治宜选用（　　）

　　A. 安宫牛黄丸　　　　B. 紫金锭　　　　　　C. 至宝丹
　　D. 紫雪　　　　　　　E. 苏合香丸

【正确答案】D

【答案分析】本题主要考查对开窍剂主治证主要临床表现的掌握，题目相对偏难。如不能抓住辨证要点，则容易错误地选择A、C。以上方剂同为开窍剂，均主治窍闭神昏证。首先排除E

苏合香丸，因其效可温通开窍，行气止痛，主治寒闭证，症见突然昏倒，牙关紧闭，不省人事，苔白，脉迟；B 紫金锭教材未选，其效可辟瘟解毒，消肿止痛，主治暑令时疫，症见脘腹胀闷疼痛、恶心呕吐、泄泻、痢疾、舌润、苔厚腻或浊腻，以及痰厥，可见暑湿阻滞气机较重而上吐下泻、胀闷疼痛者。但同样主治热闭证的 A、C 答案较难鉴别。其中安宫牛黄丸主治邪热内陷心包证，症见高热烦躁，神昏谵语，舌謇肢厥，舌红或绛，脉数有力，可见其邪热偏盛，身热较甚；至宝丹主治痰热内闭心包证，症见神昏谵语，身热烦躁，痰盛气粗，舌绛，苔黄垢腻，脉滑数，可见其痰浊偏盛而昏迷较重。正确答案紫雪主治温热病，热闭心包及热盛动风证，症见高热烦躁，神昏谵语，痉厥，口渴唇焦，尿赤便闭，舌质红绛，苔黄燥，脉数有力或弦数。除了热盛，从患者有明显的痉厥动风表现，可选擅长息风镇痉的紫雪。

【答题技巧】熟练掌握紫雪主治证的主要临床特点；鉴别开窍剂中温开剂和凉开剂主治病证临床表现的异同，避免混淆。

5. 苏合香丸的功用是（　　）

A. 化痰开窍，辟秽解毒　　B. 温通开窍，行气止痛　　C. 开窍定惊，清热化痰

D. 清热开窍，化浊解毒　　E. 清热开窍，镇痉安神

【正确答案】B

【答案分析】本题主要考查对苏合香丸功用的掌握。苏合香丸以麝香、安息香、苏合香、冰片等开窍药配伍沉香、香附、青木香、丁香、檀香、乳香等诸多辛散温通之品，称为"十香开窍"之剂，其芳香开窍，行气止痛之功显著，擅治寒凝气滞闭证。芳香辛温相须，属温开剂，故 B 答案正确，A 答案不全，未体现本方功用特点。答案中出现清热开窍者均是错误答案，包括 C、D、E。

【答题技巧】掌握苏合香丸的用药特点及功用；注意与其它开窍剂的区别。

（二）多选题

1. 凉开"三宝"是指（　　）

A. 安宫牛黄丸　　B. 苏合香丸　　C. 紫雪

D. 紫金锭　　E. 至宝丹

【正确答案】ACE

【答案分析】安宫牛黄丸、紫雪、至宝丹皆为体现凉开法的常用方剂，因均有清热开窍的作用，常用于热闭证，故合称凉开"三宝"。而紫金锭、苏合香丸为温开法的常用方剂。

【答题技巧】学习中熟记凉开"三宝"的知识点，可从三者功用的共同点角度理解、记忆。

2. 苏合香丸的临床证治要点包括（　　）

A. 不省人事　　B. 牙关紧闭　　C. 突然昏倒

D. 苔白脉迟　　E. 身热烦躁

【正确答案】ABCD

【答案分析】本题主要考查对苏合香丸主治证临床辨证要点的掌握。本方主治因寒邪痰浊上

蒙清窍，或因暴怒，气血逆乱，扰及神明，或因感受疫疠秽恶之气，气机逆乱，机窍不利所致之证，临床表现均以突然昏倒，不醒人事，牙关紧闭为主，兼有面白唇青，四肢不温，苔白脉迟等症，属于"寒闭"范畴。而身热烦躁是热闭证的主要临床表现。

【答题技巧】掌握苏合香丸的主治证辨证要点，注意病性属寒。

（三）问答题

1. 安宫牛黄丸、紫雪、至宝丹在功用、主治方面有何异同？

【正确答案】安宫牛黄丸、紫雪、至宝丹皆为体现凉开法的常用方剂，均有清热开窍的作用，常用于热闭证，合称为凉开"三宝"。就寒凉之性而言，吴瑭指出"安宫牛黄丸最凉，紫雪次之，至宝又次之"。但从功用、主治两方面分析，则各有所长。其中，安宫牛黄丸长于清热解毒，适用于邪热偏盛，身热较甚者；紫雪使用了大量金石重镇之品，长于息风止痉，尤宜于热盛动风、高热抽搐痉厥者；至宝丹中芳香化浊之品较多，长于芳香开窍，尤宜于痰浊偏盛而昏迷较重者。

【答案分析】常见错误如缺少对三首方剂相同点的叙述，三首方剂的不同点鉴别则易出现表述不严谨、内容不全面、层次不清楚等问题。"凉开三宝"安宫牛黄丸、紫雪、至宝丹的功用、主治是本节的重点内容和常见考试知识点，虽未要求掌握药物组成，但三者鉴别的相同点、不同点需要重点掌握。

【答题技巧】此类题型是常考的综合性问答题，难度较大，所以要注意答题的方法。首先综合论述三方在功用、主治方面的相同点，再从功用、主治两个层面上分别阐释每一首方剂的特点。层次清楚、表述严谨、内容全面、重点突出是准确回答这类问题的关键。且回答此类问题时不宜画图或表以简单罗列答案。

2. 简述苏合香丸中白术、诃子的配伍意义。

【正确答案】苏合香丸用治寒闭证，以芳香开窍药为主，配伍温里散寒、行气活血以及辟秽化浊之品。方中诸多药物均易耗散正气，为防止辛散太过，故配伍白术补气健脾、诃子温涩敛气，二药一补一敛，可使该方合得宜，既可防诸香辛散走窜太过耗散正气之弊，又无闭门留寇之嫌。

【答案分析】苏合香丸属开窍剂，开窍药是主要的组成药物。因此类药多芳香辛散，易耗散正气，组方应考虑到邪正兼顾，既要芳香散邪，又要注意固护正气，防止正气耗散。而白术的功效是补气健脾，可补而不伤正；诃子的功效是温涩收敛，可敛而不散正。如此配伍则既散邪而不伤正，又护正而不敛邪。

【答题技巧】方中某药的配伍意义，要结合该药物的功效特点考虑其在复方配伍环境下的意义。

第十二章 理气剂

概述

◎ 重点 ◎

理气剂的概念、适应证以及分类

◎ 难点 ◎

理气剂的使用注意事项

第一节 行气剂

◎ 重点 ◎

1. 行气剂的适应证及常用配伍
2. 越鞠丸的组成、功用、主治、配伍意义及配伍特点
3. 半夏厚朴汤的组成、功用、主治、配伍意义及使用禁忌
4. 柴胡疏肝散的组成、功用、主治及配伍意义
5. 瓜蒌薤白白酒汤的组成、功用、主治及配伍意义

◎ 难点 ◎

1. 越鞠丸主治病机、分郁论治及临床应用注意
2. 半夏厚朴汤的病机特点；半夏和厚朴的配伍意义

第二节 降气剂

◎ 重点 ◎

1. 苏子降气汤的组成、功用、主治、配伍意义及配伍特点
2. 定喘汤的组成、功用、主治、配伍意义及使用注意
3. 旋覆代赭汤的组成、功用、主治、配伍意义及使用注意

◎ 难点 ◎

1. 苏子降气汤的主治病机以及方中当归、肉桂的配伍意义

2.定喘汤的主治病机以及麻黄、白果的配伍意义

3.苏子降气汤与定喘汤组成、功用、主治的异同

常见试题

（一）单选题

1.半夏厚朴汤的功用是（　　）

A.行气散结，降逆化痰　　B.行气散结，降逆止呕　　C.行气散结，化痰止咳

D.行气散结，宽胸利膈　　E.行气散结，止咳平喘

【正确答案】A

【答案分析】本题主要考查对半夏厚朴汤的药物组成、功用及主治病机的掌握。半夏厚朴汤的组成是半夏、厚朴、茯苓、生姜、苏叶，功用是行气散结，降逆化痰，主治痰气郁结于咽喉之梅核气。

【答题技巧】熟练掌握半夏厚朴汤的药物组成、功用及主治病机的特点。

2.具有降逆化痰，益气和胃功用的方剂是（　　）

A.苏子降气汤　　B.定喘汤　　C.半夏泻心汤

D.橘皮竹茹汤　　E.旋覆代赭汤

【正确答案】E

【答案分析】本题主要考察方剂的功用，其中苏子降气汤、定喘汤、橘皮竹茹汤、旋覆代赭汤均属降气剂，半夏泻心汤属和解剂。旋覆代赭汤的功用是降逆化痰，益气和胃；苏子降气汤的功用是降气平喘，祛痰止咳；定喘汤的功用是宣降肺气，清热化痰；橘皮竹茹汤的功用是降逆止呃，益气清热；半夏泻心汤的功用是寒热平调，消痞散结。

【答题技巧】牢记旋覆代赭汤的药物组成、功用、主治病机，注意整理归纳五方在功用方面的异同。

3.越鞠丸的功用是（　　）

A.疏肝泻热　　B.行气解郁　　C.通阳散结

D.理气止咳　　E.理气化痰

【正确答案】B

【答案分析】本题主要考察对越鞠丸的功用的掌握。越鞠丸由香附、川芎、栀子、苍术、神曲组成，有行气解郁之功，主治气、血、痰、火、湿、食之六郁证。而六郁之中以气郁为主。故治当行气解郁为主。气郁又使血行不畅而成血郁；气血郁久易成火郁；气郁致肝气不舒，肝病及脾，脾胃气滞，运化失司，升降失常，则湿聚生痰而成湿郁、痰郁；或食滞不化成食郁。

【答题技巧】熟练掌握越鞠丸的功用、主治病机特点，避免混淆。

4.定喘汤主治证的病机是（　　）

A. 外感温燥，邪在肺卫　　B. 风寒客表，水饮内停　　C. 外感风寒，内伤湿滞
D. 痰热内蕴，风寒外束　　E. 胸阳不振，痰浊中阻

【正确答案】D

【答案分析】本题主要考察对定喘汤主治病机的掌握。定喘汤属降气剂，有宣降肺气，清热化痰之功，主治痰热内蕴，风寒外束之喘咳证，症见咳喘痰多气急，质稠色黄，或微恶风寒，舌苔黄腻，脉滑数。

【答题技巧】熟练掌握定喘汤主治病机特点，避免混淆。

5. 旋覆代赭汤原方中用量最重的药物是（　　）
A. 旋覆花　　B. 代赭石　　C. 人参
D. 生姜　　E. 炙甘草

【正确答案】D

【答案分析】本题主要考察对旋覆代赭汤的药物组成、功用及主治病机的掌握。旋覆代赭汤出自《伤寒论》，由旋覆花、代赭石、人参、生姜、炙甘草、半夏、大枣组成，有降逆化痰，益气和胃之功，主治胃虚气逆痰阻证。在原方中生姜用量最大，为五两，其寓意有：一为和胃降逆以增止呕之效，二为宣散水气以助祛痰之功，三可制约代赭石的寒凉之性，使其镇降气逆而不伐胃。

【答题技巧】熟练掌握旋覆代赭汤的药物组成、功用及主治病机，特别是对方剂中用量独重的药物及配伍更应该牢记。

（二）多选题

1. 苏子降气汤的组成药物包括（　　）
A. 桂枝　　B. 厚朴　　C. 当归
D. 半夏　　E. 甘草

【正确答案】BCDE

【答案分析】本题主要考察对苏子降气汤的药物组成的掌握。苏子降气汤由紫苏子、半夏、当归、甘草、前胡、厚朴、肉桂、苏叶、生姜、大枣组成。功用是降气平喘，祛痰止咳，主治上实下虚喘咳证。方中苏子降气平喘，祛痰止咳为君药；半夏燥湿化痰降逆为臣药。厚朴下气宽胸除满，前胡降气祛痰止咳，肉桂温补下元，纳气平喘，当归治咳逆上气，养血补肝润燥，生姜、苏叶散寒宣肺，共为佐药；甘草、大枣和中调药，同为使药。

【答题技巧】熟练掌握苏子降气汤的药物组成及组方意义。

2. 定喘汤方中清泄肺热的药物是（　　）
A. 石膏　　B. 黄芩　　C. 桑白皮
D. 地骨皮　　E. 知母

【正确答案】BC

【答案分析】本题主要考察对定喘汤的药物组成及组方意义的掌握。定喘汤由白果、麻黄、

苏子、款冬花、杏仁、半夏、桑白皮、黄芩、甘草组成。有宣降肺气，清热化痰之功，主治痰热内蕴，风寒外束之喘咳证。方中麻黄宣肺平喘，白果敛肺定喘祛痰，散收相配，共为君药。桑白皮、黄芩清泄肺热，止咳平喘，共为臣药。苏子、款冬花、杏仁、半夏降气平喘，祛痰止咳，共为佐药。甘草调和诸药为使。

【答题技巧】牢记定喘汤的药物组成及方中药物的配伍意义。

3.小柴胡汤、半夏泻心汤、旋覆代赭汤中都含有的药物是（　　）

A.人参　　　　　　B.生姜　　　　　　C.黄芩

D.大枣　　　　　　E.甘草

【正确答案】ADE

【答案分析】本题主要考察对方剂的药物组成的掌握。小柴胡汤由柴胡、黄芩、半夏、生姜、人参、大枣、甘草组成；有和解少阳之功；主治伤寒少阳证、热入血室证、疟疾、黄疸等。半夏泻心汤由黄连、黄芩、半夏、干姜、人参、大枣、甘草组成；有寒热平调，消痞散结之功；主治寒热错杂之心下痞证。旋覆代赭汤由旋覆花、代赭石、半夏、生姜、人参、大枣、甘草组成；有降逆化痰，益气和胃之功；主治胃虚气逆痰阻证。三首方剂共有的药物是人参、大枣、炙甘草。

【答题技巧】熟练掌握小柴胡汤、半夏泻心汤、旋覆代赭汤三方的药物组成，注意整理归纳三方在组成方面的异同。

（三）填空题

1.理气剂通常分为（　　）和（　　）两类。

【正确答案】行气剂　降气剂

【答案分析】本题主要考察对方剂分类的掌握。理气剂分两类，一是行气剂，代表方剂有越鞠丸、半夏厚朴汤、天台乌药散、暖肝煎等；二是降气剂，代表方剂有苏子降气汤、定喘汤、旋覆代赭汤、橘皮竹茹汤等。

【答题技巧】熟练掌握理气剂的分类及代表方剂。

2.半夏厚朴汤主治痰气郁结于咽喉之（　　）。

【正确答案】梅核气

【答案分析】本题主要考察对半夏厚朴汤的主治证的掌握。半夏厚朴汤主治痰气郁结于咽喉之梅核气。症见咽中如有物阻，咯吐不出，吞咽不下，胸膈满闷，或咳或呕，舌苔白腻，脉弦滑。

【答题技巧】牢固掌握半夏厚朴汤的主治证候特点。

（四）简答题

1.越鞠丸的配伍特点如何？

【正确答案】越鞠丸以五药治六郁，贵在治病求本；行气、祛湿、活血、消食、清热诸法并举，贵在调理气机。

【答案分析】本题主要考察对越鞠丸组成、功用、主治病机及配伍特点的掌握。越鞠丸由香附、川芎、栀子、苍术、神曲组成，有行气解郁之功，主治气、血、痰、火、湿、食之六郁证。

方中香附行气解郁为君，以治气郁；川芎行气活血治血郁，栀子清热泻火治火郁；苍术燥湿运脾治湿郁；神曲消食导滞治食郁，共为臣佐。全方六郁并治，行气、祛湿、活血、消食、清热诸法并举，而六郁之中以气郁为主，故治当行气解郁为主。

【答题技巧】熟练掌握越鞠丸组成、功用、主治病机及配伍特点。

2. 越鞠丸中为何没有配伍治痰郁之专药？

【正确答案】越鞠丸所治之痰郁乃气滞湿聚而成，若气行湿化，则痰郁随之而解，方中有行气的香附、燥湿的苍术，故不另配治痰之专品。

【答案分析】本题主要考察对越鞠丸组成、功用、主治病机的掌握。越鞠丸以香附、川芎、栀子、苍术、神曲五药治气、血、痰、火、湿、食之六郁，痰郁乃气滞湿聚而成，若气行湿化，则痰郁随之而解，方中有行气的香附、燥湿的苍术，故不另配治痰之专品。

【答题技巧】熟练掌握越鞠丸组成、功用、主治病机及组方意义。

3. 简述苏子降气汤的配伍特点。

【正确答案】苏子降气汤的配伍特点是标本兼顾，上下并治，而以治上为主。

【答案分析】苏子降气汤证可见：患者咳喘痰多，胸膈满闷，咳喘短气，呼多吸少，或腰痛脚弱，肢体倦怠，或肢体浮肿，舌苔白滑或白腻，脉弦滑。由痰涎壅肺，肾阳不足所致，病机特点是"上实下虚"，但以上实为主，故治当降气平喘，祛痰止咳为重，兼顾下元。方中苏子降气平喘，祛痰止咳为君药；半夏燥湿化痰降逆，为臣药；厚朴下气宽胸除满，前胡降气祛痰止咳，肉桂温补下元，纳气平喘，当归治咳逆上气，养血补肝润燥，生姜、苏叶散寒宣肺，共为佐药；甘草、大枣和中调药，同为使药。诸药合用，标本兼顾，上下并治，而以治上为主。

【答题技巧】熟练掌握苏子降气汤的药物组成、功用、主治病机及配伍特点。

4. 定喘汤中麻黄、白果的配伍意义如何？

【正确答案】定喘汤中麻黄宣肺散邪以平喘，白果敛肺定喘以祛痰，一散一收，既可加强平喘之功，又可防麻黄耗散肺气，共为方中君药。

【答案分析】本题主要考察对定喘汤的药物组成及组方意义的掌握。定喘汤证因患者素体痰多，又感风寒，肺气壅闭，不得宣降，郁而化热所致。治当宣降肺气，止咳平喘，清热化痰。方中麻黄宣肺平喘，白果敛肺定喘祛痰，散收相配，一散一收，既可加强平喘之功，又可防麻黄耗散肺气，共为君药。

【答题技巧】熟练掌握定喘汤的药物组成、功用、主治病机特点及组方意义。

5. 苏子降气汤、定喘汤、小青龙汤、麻黄杏仁甘草石膏汤各治疗何种类型的喘咳证？

【正确答案】苏子降气汤主治上实下虚之喘咳证；定喘汤主治风寒外束，痰热内蕴之喘咳证；小青龙汤主治外寒内饮之喘咳证；麻黄杏仁甘草石膏汤主治表邪入里化热壅肺之喘咳证。

【答案分析】本题主要考察对治疗喘咳证方剂主治证候的掌握。苏子降气汤有降气平喘，祛痰止咳之功，主治上实下虚之喘咳证；定喘汤有宣降肺气，清热化痰之功，主治痰热内蕴，风寒外束之喘咳证；小青龙汤有解表散寒，温肺化饮之功，主治外寒内饮之喘咳证；麻黄杏仁甘草石膏汤有辛凉疏表，清肺平喘之功，主治表邪入里化热壅肺之喘咳证。

【答题技巧】熟练掌握苏子降气汤、定喘汤、小青龙汤、麻黄杏仁甘草石膏汤四首方剂的主治证，注意整理归纳主治同一病证的方剂在药物组成、功用、主治证方面的异同。

（五）问答题

苏子降气汤和定喘汤的功用、主治有何区别？

【正确答案】苏子降气汤与定喘汤均为降气平喘之常用方。苏子降气汤以苏子降气平喘为君药，配以下气祛痰之品，更用肉桂温肾纳气，当归气病调血，用以治"上实下虚"之喘咳，但以上实为主，其症以胸膈满闷、痰多稀白、苔白滑为特点。定喘汤以麻黄、白果与黄芩、苏子等配伍，组成宣肺散寒、清热化痰、降气平喘之剂，主治痰热内蕴，风寒外束之喘咳证，其症以哮喘咳嗽、痰多色黄、微恶风寒、苔黄腻、脉滑数为特点。

【答案分析】回答此类问题常出现表述不清、逻辑性差、内容不全面等扣分情况。

【答题技巧】比较两首或两首以上方剂功用、主治的区别，主要从异同点两个方面论述。先明确功用、主治方面方剂之间相同之处，然后依次阐释彼此之间的不同点。题目主要围绕功用、主治设问，所以答题过程中不必详尽分析组方意义，只作主要配伍意义的说明即可。将答题重点放在主治证候特点的分析上，特别要写清证候和症状，对于咳喘咯痰之症，更应交代清楚痰液的颜色、质地、量多量少、是否易咯等信息，以及伴有症状、舌苔、脉象等辨证要点。

第十三章 理血剂

概述

◎ **重点** ◎

理血剂的概念、适应证以及分类

◎ **难点** ◎

1. 活血祛瘀剂与止血剂的组方配伍规律
2. 理血剂的使用注意事项

第一节 活血祛瘀剂

◎ **重点** ◎

1. 桃核承气汤的组成、功用、主治、配伍意义
2. 血府逐瘀汤的组成、功用、主治、配伍意义
3. 补阳还五汤的组成、功用、主治、配伍意义、用量特点、使用注意
4. 复元活血汤的组成、用法、功用、主治、配伍意义、使用注意
5. 温经汤的组成、功用、主治、配伍意义
6. 生化汤的组成、功用、主治、主要配伍意义
7. 失笑散的组成、功用、主治、主要配伍意义
8. 桂枝茯苓丸的组成、功用、主治、配伍意义

◎ **难点** ◎

1. 下焦蓄血证的病机特点及证治要点；桃核承气汤破血下瘀的机理与意义
2. 血府的含义及胸中瘀血的特点；血府逐瘀汤与四逆散、桃红四物汤的关系；方中配伍桔梗、牛膝的意义
3. 补阳还五汤重用黄芪的意义
4. 复元活血汤中柴胡与大黄的配伍意义
5. 温经汤主治证的病机特点；方中配伍半夏的意义
6. 生化汤中配伍炮姜的意义
7. 失笑散中五灵脂与蒲黄之间的配伍关系

8. 对桂枝茯苓丸渐消缓散、消瘀安胎功用的理解

第二节 止血剂

◎ 重点 ◎

1. 十灰散的组成、功用、主治、主要配伍意义
2. 咳血方的组成、功用、主治、配伍意义
3. 小蓟饮子的组成、功用、主治、主要配伍特点
4. 槐花散的组成、功用、主治、主要配伍意义
5. 黄土汤的组成、功用、主治、配伍意义以及与归脾汤的临床应用鉴别

◎ 难点 ◎

1. 十灰散的用法特点；方中配伍大黄、栀子的意义
2. 肝火犯肺的病机及证治要点；咳血方的配伍特点
3. 小蓟饮子配伍生地的意义
4. 肠风脏毒的病机特点及证治要点；槐花散配伍荆芥、枳壳的意义
5. 黄土汤中配伍阿胶、生地、黄芩的意义

常见试题

（一）单选题

1. 温经汤中配伍半夏的主要意义是（　　）

A. 燥湿化痰而和胃　　B. 和胃降逆而止呕　　C. 通降胃气而散结

D. 益气降逆而消痞　　E. 化痰开胃而行津

【正确答案】C

【答案分析】本题主要考查对温经汤中半夏配伍意义的掌握。该方主治冲任虚寒，瘀血阻滞证，治当温经散寒，养血祛瘀。方中以半夏为佐药，辛温行散，入胃经通降胃气，以助通冲任，散瘀结。故应选择C。选项A、B、E虽然亦是半夏之功效，但均非半夏在本方中的配伍意义。D答案益气错误。

【答题技巧】掌握温经汤中半夏的配伍意义，注意语言表达要准确、全面。

2. 桂枝茯苓丸主治（　　）

A. 脾阳不足，聚湿成饮，咳痰稀白，胸膈不快

B. 中阳不足，饮停心下，胸胁支满，心悸目眩

C. 脾失健运，痰停中脘，流溢四肢，臂疼肢肿

D. 下焦虚寒，小便自浊，频数无度，凝如膏糊

E. 以上均不是

【正确答案】E

【答案分析】本题主要考查对桂枝茯苓丸方证病机及证治要点的掌握。桂枝茯苓丸主治瘀阻胞宫证，以少腹有癥块，血色紫黑晦暗，腹痛拒按为辨证要点。

【答题技巧】牢记桂枝茯苓丸的证治要点。

3. 桂枝茯苓丸的功用是（　　）

　　A. 活血化瘀，缓消癥块　　B. 活血祛瘀，通络止痛　　C. 活血化瘀，温经止痛
　　D. 活血祛瘀，散结止痛　　E. 温经散寒，养血祛瘀

【正确答案】A

【答案分析】本题主要考查对桂枝茯苓丸功用的掌握。该方主治瘀阻胞宫证，治当活血化瘀，但祛瘀药多有碍胎元，特别是祛瘀过猛，易损胎气，故唯有渐消缓散。因此，该方的功用为活血化瘀，缓消癥块，故正确答案为选择A。

【答题技巧】熟练掌握桂枝茯苓丸的功用；注意与其它活血祛瘀方剂功用的鉴别，避免混淆。

4. 黄芪在补阳还五汤中的配伍意义是（　　）

　　A. 补气利水　　B. 补气行血　　C. 补气生血
　　D. 补气生阳　　E. 补气固表

【正确答案】B

【答案分析】本题主要考查对补阳还五汤中黄芪配伍意义的掌握。该方主治中风之气虚血瘀证，治当补气，活血，通络。方中重用生黄芪为君，补益元气而起痿废，使气旺能行血，有助于瘀血消散，使祛瘀而不伤正。选项A、C、D、E虽然是黄芪的功效及配伍用意，但均非黄芪在本方中的配伍意义。

【答题技巧】熟练掌握补阳还五汤中黄芪的配伍意义，注意字句的表达要准确。

5. "血府逐瘀汤"的组成除"四物汤"外，其余的药物是（　　）

　　A. 官桂、干姜、蒲黄、五灵脂　　B. 乌药、香附、枳壳、延胡索
　　C. 柴胡、桔梗、枳壳、牛膝　　D. 香附、牛膝、没药、五灵脂
　　E. 葱白、麝香、红枣、黄酒

【正确答案】C

【答案分析】本题主要考查对四物汤、血府逐瘀汤组成的掌握。血府逐瘀汤由桃仁、红花、当归、生地、赤芍、川芎、枳壳、柴胡、牛膝、桔梗、甘草组成。其中，当归、生地、赤芍、川芎为四物汤（生地易熟地；赤芍易白芍），其余的药物为桃仁、红花、枳壳、柴胡、牛膝、桔梗、甘草，故正确答案为C。

【答题技巧】牢记血府逐瘀汤与四物汤的组成及二者的差异。

6. 复元活血汤证瘀阻的部位是（　　）

　　A. 胸中　　B. 胁下　　C. 胞宫

D.头面　　　　　　　　E.少腹

【正确答案】B

【答案分析】本题主要考查对复元活血汤主治证病机的掌握。该方主治跌打损伤，瘀血阻滞证，以外伤后胁肋瘀肿疼痛，位置固定，痛不可忍为证治要点。因此，瘀阻的部位是胁下。由于胸胁部位距离较近或常并称，故A答案易混淆，但其是血府逐瘀汤的瘀阻部位；C是生化汤、桂枝茯苓丸的瘀阻部位；D、E分别是通窍活血汤、少腹逐瘀汤的瘀阻部位。

【答题技巧】掌握复元活血汤主治证的病机。

7.温经汤的功用是（　　　）

A.温经散寒，养血祛瘀　　B.活血祛瘀，温经止痛　　C.温经活血，通络舒筋

D.温经止痛，疏肝通络　　E.以上都不是

【正确答案】A

【答案分析】本题主要考查对温经汤功用的掌握。该方具有温经散寒，养血祛瘀之功，温清补消并用，以温经化瘀为主，主治冲任虚寒，瘀血阻滞证，故选A。

【答题技巧】掌握温经汤的功用，该方治法较多，注意全面准确。

8.温经汤与胶艾汤两方组成中相同的五味药是（　　　）

A.川芎、干地黄、当归、芍药、艾叶

B.川芎、干地黄、当归、芍药、干姜

C.川芎、甘草、人参、芍药、阿胶

D.桂枝、甘草、人参、芍药、阿胶

E.川芎、甘草、当归、芍药、阿胶

【正确答案】E

【答案分析】本题主要考查对温经汤、胶艾汤组成的掌握。温经汤由吴茱萸、桂枝、当归、川芎、芍药、人参、阿胶、生姜、丹皮、甘草、半夏、麦冬组成；胶艾汤由干地黄、当归、芍药、川芎、阿胶、艾叶、甘草组成。故两方共有的药物是当归、川芎、芍药、阿胶、甘草，正确答案为E。

【答题技巧】熟练掌握温经汤、胶艾汤的组成。

9.生化汤中当归的作用是（　　）

A.活血祛瘀，养血调经　　B.补血活血，化瘀生新　　C.补血养肝，和血调经

D.活血祛瘀，温经止痛　　E.活血通经，散寒止痛

【正确答案】B

【答案分析】本题主要考查对生化汤中当归配伍意义的掌握。该方主治血虚寒凝，瘀血阻滞证，治当养血祛瘀，温经止痛。该方生新血、化瘀血，重用全当归，补血活血，化瘀生新为君，使血盈脉道，流动畅利。故应选择B。

【答题技巧】掌握生化汤中当归的配伍意义，注意语言表达要准确、全面。

10.桂枝茯苓丸主治方证病机是（　　　）

A. 气滞血瘀　　　　　　B. 冲任虚寒　　　　　　C. 水湿内停
D. 气虚血瘀　　　　　　E. 瘀阻胞宫

【正确答案】E

【答案分析】本题主要考查对桂枝茯苓丸主治证病机的掌握。该方是缓消癥块法的代表方剂，主治瘀阻胞宫证，故正确答案为E。

【答题技巧】掌握桂枝茯苓丸主治证的病机。

11. 失笑散擅治（　　）

A. 心腹刺痛，或产后恶露不行，或月经不调，小腹急痛者

B. 漏下不止，或月经不调，入暮发热，手心烦热，唇干口燥者

C. 小腹急结，小便不利，甚则谵语烦躁，其人如狂，至夜发热，脉沉实而涩者

D. 瘀血留于胁下，痛不可忍者

E. 心悸失眠，头晕目眩，月经不调，脐腹作痛，舌淡，脉细弦者

【正确答案】A

【答案分析】本题主要考查对失笑散主治证临床表现的掌握。该方主治瘀血疼痛证，症见心胸刺痛，脘腹疼痛，或产后恶露不行，或月经不调，少腹急痛等。而选项B、C、D、E分别为温经汤、桃核承气汤、复元活血汤、四物汤的临床表现。

【答题技巧】掌握失笑散主治证的临床表现，注意语言表达要准确、全面。

12. 血府逐瘀汤与补阳还五汤的区别是（　　）

A. 补阳还五汤主治气滞血瘀证，血府逐瘀汤主治气虚血瘀证

B. 补阳还五汤可补气行血，血府逐瘀汤可行气活血

C. 两方均是益气活血法的代表方剂

D. 两方组成均有当归、桃仁、红花、白芍、川芎

E. 两方均是仲景创制的活血名方

【正确答案】B

【答案分析】两方均出自清代医家王清任的《医林改错》，均是活血化瘀的名方，组方均有当归、桃仁、红花、赤芍、川芎，均可治疗血瘀证。故D、E错误。其中补阳还五汤主治气虚血瘀证，治宜补气活血，是益气活血法的代表方剂；血府逐瘀汤主治气滞血瘀证，治宜行气活血。故A、C错误。

【答题技巧】注意从组成、功用、主治证病机三方面鉴别王清任创制的两首活血名方。

13. 功用为活血化瘀、行气止痛的方剂是（　　）

A. 桂枝茯苓丸　　　　　　B. 生化汤　　　　　　C. 复元活血汤
D. 失笑散　　　　　　　　E. 血府逐瘀汤

【正确答案】E

【答案分析】本题主要考查对几首活血祛瘀方剂功用的掌握。桂枝茯苓丸的功用是活血化瘀，

缓消癥块；生化汤的功用是养血祛瘀，温经止痛；复元活血汤的功用是活血祛瘀，疏肝通络；失笑散的功用是活血祛瘀，散结止痛；血府逐瘀汤的功用是活血化瘀，行气止痛，该方既行血分瘀滞，又解气分郁结。

【答题技巧】掌握血府逐瘀汤的功用；鉴别与其它活血祛瘀方剂功用的区别，避免混淆。

14. 下列方剂中，用炮姜的是（　　）
 A. 温经汤
 B. 半夏泻心汤
 C. 血府逐瘀汤
 D. 生化汤
 E. 桂枝汤

【正确答案】D

【答案分析】本题主要考查不同方剂中姜的使用。温经汤、桂枝汤中含有生姜；半夏泻心汤中含有干姜；血府逐瘀汤中不含姜；生化汤中用炮姜入血散寒，温经止血。

【答题技巧】牢记方剂的组成；因姜入药有多种，且功效有差异，故平时注意区别并整理不同方剂中姜的使用。

15. 下列方剂中，含有柴胡、枳壳的是（　　）
 A. 血府逐瘀汤
 B. 复元活血汤
 C. 四逆散
 D. 小柴胡汤
 E. 大柴胡汤

【正确答案】A

【答案分析】本题主要考查方剂的组成。血府逐瘀汤由桃仁、红花、当归、生地、赤芍、川芎、枳壳、柴胡、牛膝、桔梗、甘草组成；复元活血汤由柴胡、瓜蒌根、当归、红花、穿山甲、大黄、桃仁、甘草组成；四逆散由柴胡、芍药、枳实、甘草组成；小柴胡汤由柴胡、黄芩、半夏、生姜、人参、大枣、甘草组成。因此方中含有柴胡、枳壳的是血府逐瘀汤。

【答题技巧】牢记方剂的组成。

16. 失笑散的功用是（　　）
 A. 活血祛瘀，散结止痛
 B. 活血祛瘀，行气止痛
 C. 活血化瘀，缓消癥块
 D. 活血祛瘀，疏肝通络
 E. 养血祛瘀，温经散寒

【正确答案】A

【答案分析】本题主要考查对失笑散功用的掌握。该方主治瘀血停滞证。具有活血祛瘀，散结止痛之功用。选项B、C、D、E分别为血府逐瘀汤、桂枝茯苓丸、复元活血汤、温经汤的功用。

【答题技巧】掌握失笑散的功用。

17. 桃核承气汤的君药是（　　）
 A. 桃仁、桂枝
 B. 大黄、桂枝
 C. 桃仁、大黄
 D. 桃仁、芒硝
 E. 大黄、芒硝

【正确答案】C

【答案分析】本题主要考查对桃核承气汤中君药的掌握。该方主治下焦蓄血证，治宜逐瘀泻热并行。故重用桃仁破血祛瘀，润肠通便；大黄苦寒，攻下瘀积，荡涤热邪，二药合用，直达病所，使瘀热下行，共为君药。

【答题技巧】掌握桃核承气汤中的君药。

18. 瘀血留阻胞宫，胎动不安，漏血紫暗，腹痛拒按者，治宜选用（   ）
    A. 复元活血汤　　　　　　B. 桂枝茯苓丸　　　　　　C. 生化汤
    D. 温经汤　　　　　　　　E. 活络效灵丹

【正确答案】B

【答案分析】本题主要考查对几首活血祛瘀方剂主治证临床表现的掌握。复元活血汤主治跌打损伤，瘀血阻滞证，症见胁肋瘀肿，痛不可忍；桂枝茯苓丸主治瘀阻胞宫证，症见妇人宿有癥块，妊娠胎动不安，或漏下不止，血色紫黑晦暗，腹痛拒按，或经闭腹痛，或产后恶露不尽而腹痛拒按，舌质紫黯或有瘀点，脉沉涩；生化汤主治血虚寒凝，瘀血阻滞证，症见产后恶露不行，小腹冷痛；温经汤主治冲任虚寒，瘀血阻滞证，症见漏下不止，血色暗而有块，淋沥不畅，或月经不调，而见少腹里急，腹满，傍晚发热，手心烦热，唇口干燥，舌质暗红，脉细而涩，以及妇人宫冷，久不受孕；活络效灵丹主治气血凝滞证，症见心腹疼痛，腿痛臂痛，跌打瘀肿，内外疮疡以及癥瘕结聚等。

【答题技巧】牢记方剂主治证的临床表现；注意鉴别，避免混淆。

19. 黄土汤的组成药物中不包括（   ）
    A. 干地黄　　　　　　　　B. 黄芪　　　　　　　　　C. 炮附子
    D. 阿胶　　　　　　　　　E. 甘草

【正确答案】B

【答案分析】本题主要考查对黄土汤组成的掌握。黄土汤由灶心黄土、炮附子、白术、干地黄、阿胶、黄芩、甘草组成。故方中不含有的药物是黄芪。

【答题技巧】牢记黄土汤的组成；注意本题干的提问方式是否定式。

20. 槐花散中荆芥穗的主要配伍意义是（   ）
    A. 发汗解表　　　　　　　B. 透达郁热　　　　　　　C. 祛湿止带
    D. 疏风止血　　　　　　　E. 疏风止痒

【正确答案】D

【答案分析】本题主要考查对槐花散中荆芥的配伍意义的掌握。该方主治风热湿毒，壅遏肠道，损伤血络证，治当清肠止血，疏风行气。方中佐用荆芥穗疏风，且能入血分而止血。故应选择D。

【答题技巧】掌握槐花散中荆芥的配伍意义，注意语言表达要准确、全面。

21. 患者咳痰带血，咯吐不爽，心烦易怒，胸胁作痛，咽干口苦，颊赤便秘，舌红苔黄，脉弦数。治宜首选（   ）
    A. 泻白散　　　　　　　　B. 槐花散　　　　　　　　C. 左金丸
    D. 咳血方　　　　　　　　E. 龙胆泻肝汤

【正确答案】D

【答案分析】本题主要考查对选项中几首方剂临证主治证的掌握。泻白散主治肺热喘咳证，症见气喘咳嗽，皮肤蒸热，日晡尤甚，舌红苔黄，脉细数；槐花散主治风热湿毒，壅遏肠道，损伤血络便血证，肠风、脏毒，症见便前出血，或便后出血，或粪中带血，以及痔疮出血，血色鲜红或晦暗，舌红苔黄，脉数；左金丸主治肝火犯胃证，症见胁肋疼痛，嘈杂吞酸，呕吐口苦，舌红苔黄，脉弦数；咳血方主治肝火犯肺之咳血证，症见咳嗽痰稠带血，咯吐不爽，心烦易怒，胸胁作痛，咽干口苦，颊赤便秘，舌红苔黄，脉弦数；龙胆泻肝汤主治肝胆实火上炎，或湿热下注证，症见头痛目赤，胁痛，口苦，耳聋，耳肿，或阴肿，阴痒，筋痿，阴汗，小便淋浊，或妇女带下黄臭，舌红苔黄或黄腻，脉弦数有力为证治要点。

【答题技巧】牢记咳血方主治之肝火犯肺证的主要临床特点；鉴别与之主治病证相似方剂的异同，避免混淆。

（二）多选题

1. 生化汤以黄酒、童便各半煎服，意在（　　）

A. 温经止痛　　　　　B. 通利血脉　　　　　C. 益阴化瘀
D. 引败血下行　　　　E. 温经散寒

【正确答案】BCD

【答案分析】本题主要考查对生化汤中配伍黄酒、童便意义的掌握。该方主治血虚寒凝，瘀血阻滞证，养血祛瘀，温经止痛。方中佐用黄酒温通血脉，以助行气活血之力；童便（现多不用）一者取其益阴，二者取其化瘀，引败血下行。故正确答案为B、C、D。

【答题技巧】掌握生化汤中黄酒、童便的配伍意义，注意语言表达要准确、全面。

2. 血府逐瘀汤，复元活血汤两方均含有的药物是（　　）

A. 大黄　　　　　　　B. 牛膝　　　　　　　C. 桃仁
D. 柴胡　　　　　　　E. 当归

【正确答案】CDE

【答案分析】本题主要考查对血府逐瘀汤、复元活血汤组成的掌握。血府逐瘀汤由桃仁、红花、当归、生地、赤芍、川芎、枳壳、柴胡、牛膝、桔梗、甘草组成；复元活血汤由柴胡、瓜蒌根、当归、红花、穿山甲、大黄、桃仁、甘草组成。因此两方均有的药物是桃仁、柴胡、当归、红花、甘草，故选项中的C、D、E正确。

【答题技巧】结合两方的功用、主治记忆其组成，其中的活血化瘀药要注意鉴别。

3. 白芍、赤芍、生地黄、熟地黄、大黄、芒硝、枳壳、红花、天花粉、桃仁、甘草、桂枝、炮姜、牛膝、当归、穿山甲、川芎、柴胡、桔梗。在上述药物中含有哪几首方剂（　　）

A. 复元活血汤　　　　B. 桃核承气汤　　　　C. 血府逐瘀汤
D. 生化汤　　　　　　E. 桃红四物汤

【正确答案】ABCDE

【答案分析】本题主要考查对活血祛瘀方剂组成的掌握。复元活血汤由柴胡、瓜蒌根（天花粉）、当归、红花、穿山甲、大黄、桃仁、甘草组成；桃核承气汤由桃仁、大黄、桂枝、芒硝、甘草组成；血府逐瘀汤由桃仁、红花、当归、生地、赤芍、川芎、枳壳、柴胡、牛膝、桔梗、甘草组成；生化汤由当归、桃仁、川芎、炮姜、甘草组成；桃红四物汤由桃仁、红花、当归、熟地、白芍、川芎组成。因此题干中所提及的药物中含有的方剂是复元活血汤、桃核承气汤、血府逐瘀汤、生化汤、桃红四物汤。

【答题技巧】掌握活血祛瘀方剂的组成；本题与一般考查方剂组成的题不同，重在培养学生的逆向思维能力及对掌握方剂组成的熟练程度。

4. 复元活血汤的功用是（　　）

　　A. 活血祛瘀　　　　　　B. 温经止痛　　　　　　C. 疏肝通络

　　D. 软坚散结　　　　　　E. 气血双补

【正确答案】AC

【答案分析】本题主要考查对复元活血汤功用的掌握。该方主治跌打损伤，瘀血阻滞证，具有活血祛瘀，疏肝通络之功用。

【答题技巧】掌握复元活血汤的功用。

5. 桃核承气汤、血府逐瘀汤和复元活血汤的组成中，均含有的药物是（　　）

　　A. 大黄　　　　　　　　B. 桃仁　　　　　　　　C. 红花

　　D. 甘草　　　　　　　　E. 当归

【正确答案】BD

【答案分析】本题主要考查对几首重点活血祛瘀方剂组成的掌握。桃核承气汤由桃仁、大黄、桂枝、芒硝、甘草组成；血府逐瘀汤由桃仁、红花、当归、生地、赤芍、川芎、枳壳、柴胡、牛膝、桔梗、甘草组成；复元活血汤由柴胡、瓜蒌根、当归、红花、穿山甲、大黄、桃仁、甘草组成。三方均含有桃仁、甘草。

【答题技巧】熟练掌握活血祛瘀方剂的组成，并注意归纳其异同点。

6. 温经汤的君药是（　　）

　　A. 干姜　　　　　　　　B. 吴茱萸　　　　　　　C. 肉桂

　　D. 桂枝　　　　　　　　E. 当归

【正确答案】BD

【答案分析】本题主要考查对温经汤君药的掌握。该方主治冲任虚寒，瘀血阻滞证，治当温经散寒，养血祛瘀。方中重用性温味辛苦之吴茱萸，以温经散寒止痛；桂枝温经散寒，且能通利血脉，共为君药。由于肉桂亦能散寒止痛、温经通脉，易与桂枝混淆。

【答题技巧】掌握温经汤的君药；肉桂与桂枝的功效鉴别。

7. 用柴胡疏肝理气，兼引诸药入肝经的方剂是（　　）

　　A. 补中益气汤　　　　　B. 复元活血汤　　　　　C. 完带汤

　　D. 龙胆泻肝汤　　　　　E. 逍遥散

【正确答案】BDE

【答案分析】本题主要考查柴胡在不同方剂中意义的掌握。补中益气汤主治脾胃气虚、气虚下陷以及气虚发热证，方中柴胡意在升阳举陷；复元活血汤主治跌打损伤，瘀血阻滞证，方中柴胡既能疏肝调气，以解郁结，又兼引祛瘀药入肝经；完带汤主治脾虚肝郁，湿浊带下证，方中柴胡既可升发脾阳，又能疏肝解郁；龙胆泻肝汤主治肝胆实火上炎或肝经湿热下注证，方中柴胡疏肝解郁，以顺应肝木条达之性，亦可引诸药归于肝经。逍遥散主治肝郁血虚脾弱证，方以柴胡为君，疏肝解郁，条达肝气，且引药入肝为使。故正确答案为B、D、E。

【答题技巧】掌握柴胡在不同方剂中的配伍意义。

8. 下列选项中，具有活血祛瘀功用的方剂有（　　）

A. 温经汤　　　　　　　B. 补阳还五汤　　　　　　C. 失笑散
D. 桂枝茯苓丸　　　　　E. 血府逐瘀汤

【正确答案】ABCDE

【答案分析】本题主要考查对活血祛瘀方剂功用的掌握。温经汤的功用是养血祛瘀，温经散寒；补阳还五汤的功用是补气，活血，通络；失笑散的功用是活血祛瘀，散结止痛；桂枝茯苓丸的功用是活血祛瘀，缓消癥块；血府逐瘀汤的功用是活血祛瘀，行气止痛。五首方剂均有活血祛瘀的功用。

【答题技巧】掌握活血祛瘀方剂的功用；注意其异同点。

9. 龙胆泻肝汤与血府逐瘀汤的组成中均含有的药物有（　　）

A. 生地　　　　　　　　B. 当归　　　　　　　　　C. 泽泻
D. 牛膝　　　　　　　　E. 柴胡

【正确答案】ABE

【答案分析】本题主要考查对龙胆泻肝汤、血府逐瘀汤组成的掌握。清热剂龙胆泻肝汤由龙胆草、黄芩、栀子、泽泻、木通、车前子、生地、当归、柴胡、甘草组成；活血祛瘀剂血府逐瘀汤由桃仁、红花、当归、生地、赤芍、川芎、枳壳、柴胡、牛膝、桔梗、甘草组成。因此两方均含有生地、当归、柴胡、甘草，正确答案为A、B。

【答题技巧】熟练掌握两方的药物组成，注意总结其异同点。

10. 补阳还五汤的功用是（　　）

A. 助阳　　　　　　　　B. 益气　　　　　　　　　C. 活血
D. 通络　　　　　　　　E. 补血

【正确答案】BCD

【答案分析】本题主要考查对补阳还五汤功用的掌握。本方是益气活血法的代表方剂，主治中风之气虚血瘀证，治当补气为主，活血通络为辅。A答案助阳，易从方名中的补阳二字判断为正确答案，此处不能单看字面而确认答案；E补血易错选，本证不是血虚，方选当归尾活血作用增强，虽有一定的补血作用，但并不是本方的主要作用。

【答题技巧】牢记补阳还五汤的功用，注意鉴别病机是气虚血瘀，不是阳虚有寒之血瘀、营血虚滞。

11. 下列选项中，具有止血功用的方剂有（　　）

A. 归脾汤　　　　　　　　B. 槐花散　　　　　　　　C. 胶艾汤

D. 犀角地黄汤　　　　　　E. 小蓟饮子

【正确答案】BCE

【答案分析】本题主要考查对属不同章节、体现不同治法的方剂的掌握。首先排除 A、D。归脾汤属补益剂，主治心脾气血两虚证，功用益气补血，健脾养心，虽可用于脾不统血之便血，但健脾治本而不止血治标；犀角地黄汤属清热剂，主治热入血分证，功用清热解毒，凉血散瘀，所治动血以清热为本。B 槐花散主治风热湿毒，壅遏肠道，损伤血络证，功用清肠止血，疏风行气；C 胶艾汤主治妇人冲任虚损，血虚有寒证，功用养血止血，调经安胎；E 小蓟饮子主治热结下焦之血淋、尿血，功用凉血止血，利水通淋。因此，具有止血功用的方剂是槐花散、胶艾汤、小蓟饮子。

【答题技巧】掌握以上方剂的功用。

12. 下列方剂中，含当归、生地的是（　　）

A. 小蓟饮子　　　　　　　B. 温经汤　　　　　　　　C. 血府逐瘀汤

D. 龙胆泻肝汤　　　　　　E. 咳血方

【正确答案】ACD

【答案分析】本题主要考查对方剂组成的掌握。小蓟饮子由当归、生地、小蓟、滑石、木通、蒲黄、藕节、淡竹叶、栀子、炙甘草组成；温经汤由当归、吴茱萸、桂枝、麦冬、川芎、芍药、阿胶、半夏、生姜、人参、甘草组成；血府逐瘀汤由当归、生地、桃仁、红花、赤芍、川芎、枳壳、柴胡、牛膝、桔梗、甘草组成；龙胆泻肝汤由当归、生地、龙胆草、黄芩、栀子、泽泻、木通、车前子、柴胡、生甘草组成；咳血方由青黛、瓜蒌仁、海粉、山栀子、诃子组成，不含当归、生地。

【答题技巧】牢记以上方剂的组成。

13. 十灰散中大黄的配伍意义是（　　）

A. 泻热通便　　　　　　　B. 清热泻火　　　　　　　C. 活血祛瘀

D. 导热下行　　　　　　　E. 收涩止血

【正确答案】BCD

【答案分析】本题主要考查对十灰散中大黄的配伍意义的掌握。十灰散主治血热妄行之上部出血证，治宜凉血止血。方中大黄清热泻火，引热下行，以折血热上逆之势，使邪热从大小便而去；同时又可活血祛瘀，使血热清而无凝瘀之弊，使止血而不留瘀。不能一见大黄就只想到其泻热通便之效而错选 A。大黄可清热泻火，可使气火降而助血止，不是收涩止血，不应选 E。故正确答案为 B、C、D。

【答题技巧】熟谙十灰散的组方意义；特别是结合大黄的功效分析其配伍意义。

(三）简答题

1. 简述活血祛瘀剂中配伍理气药的意义。

【正确答案】因气为血帅，气行则血行，故活血祛瘀方剂中常配伍理气药，以加强活血祛瘀的作用。

【答案分析】本题答案易与活血祛瘀剂中配伍补气药的意义混淆。气虚血瘀者配伍补气药以助活血，使气旺则血行；或因逐瘀易耗血伤正，可使祛瘀不伤正。气血的关系包括气能生血，气能行血，气能摄血，本题考查理气行气的配伍用意，即气能行血，能推动血液运行，有助于活血，故应是"气行则血行"。

【答题技巧】结合气血的密切关系考虑答案；不要与配伍补气药混淆。

2. 简述桂枝在桃核承气汤、桂枝茯苓丸中的配伍意义。

【正确答案】桃核承气汤主治下焦蓄血证，方中桂枝辛甘温，通行血脉，既助桃仁活血化瘀，又防大黄、芒硝之寒凉凝血之弊，为臣药。桂枝与硝、黄同用，相反相成，桂枝得硝、黄则温通而不助热；硝、黄得桂枝则寒下而不凉遏。桂枝茯苓丸主治瘀阻胞宫证，方中桂枝温通血脉，以行瘀滞，为君药，与臣药活血祛瘀之桃仁、丹皮相伍，化瘀消癥之力增强。

【答案分析】常见错误有，桂枝的配伍意义表述不准确、全面；未说明桂枝在方中君臣佐使的结构；未叙述与君药的配伍关系；与其它含桂枝的方剂混淆。

【答题技巧】此类问题答题要点包括：①明确方剂的主治证；②药物在方中君臣佐使的结构；③在方中的作用及其配伍意义，表述要准确、全面；④若为君药，应当叙述其与臣药的配伍意义。

3. 简述止血剂中配伍活血药的意义。

【正确答案】使用止血剂时，应防其止血留瘀之弊，可在止血剂中适当佐入活血祛瘀之品，使血止而不留瘀。

【答案分析】止血剂有滞血留瘀之弊，过用收涩止血之品，或出血兼有瘀滞者，或瘀血内阻，血不循经所致的出血，当配伍活血止血或活血祛瘀之品，以防血止留瘀。亦有与配伍养血药、补气药等混淆者。

【答题技巧】除考虑止血药的留瘀之弊以及活血药的功用来回答本题外，还应注意止血剂的配伍组方及意义，应随具体证情而异。如因热、因瘀、因虚（气虚、阳虚、冲任虚损）之不同，部位不同，缓急不同均有不同的配伍及相应的意义，应注意整理比较。

（四）问答题

黄土汤与归脾汤均可治疗脾不统血之便血、崩漏证，试述两方在组成、功用、主治方面有何异同？

【正确答案】两方都含有白术、炙甘草，有健脾养血之效，均可用于治疗脾不统血之出血证。其中，黄土汤中以灶心黄土合炮附子、白术为主，配伍生地、阿胶、黄芩以温阳健脾而摄血，滋阴养血而止血，适用于脾阳不足，统摄无权之出血证，症见血色暗淡，四肢不温，舌淡苔白，脉沉细无力。而归脾汤重用黄芪、龙眼肉，配伍人参、白术、当归、茯神、酸枣仁、远志补气健脾，养心安神，适用于脾气不足，气不摄血之出血证，症见量多色淡，体倦食少，舌淡苔白，脉细弱，亦可用于治疗心脾气血两虚所致之失眠、健忘、多梦、心悸、怔忡等证。

【答案分析】在答题表述上，易出现层次不清楚、表述不严谨、用词不准确、内容不全面等问题，或仅把两方的组成、功用、主治证分别简单罗列、图示，没有真正用连贯的语句进行比较。

【答题技巧】两方或多方比较异同的问答题，需要先将方剂组成、功用、主治方面的相同点综合论述，再从组成、功用、主治三个方面分别阐释每首方剂的具体内容，有配伍特点的务必一并列出。层次清楚、表述严谨、用词准确、内容全面是回答这类问题的要求。

第十四章 治风剂

概述

◎ **重点** ◎

治风剂的概念、适应证以及分类

◎ **难点** ◎

治风剂适用范围及应用注意事项

第一节 疏散外风剂

◎ **重点** ◎

1. 疏散外风剂适应证与组方配伍规律
2. 川芎茶调散的组成、功用、主治、配伍意义及配伍特点
3. 消风散的组成、功用、主治证候及主要配伍意义
4. 大秦艽汤的组成、功用、主治、配伍意义及配伍特点
5. 牵正散的组成、功用、主治证候

◎ **难点** ◎

1. 外风与内风的病因病机及临床特点及不同治疗原则
2. 川芎茶调散分经论治头痛的机理与意义
3. 中风的中经络与中脏腑之区别
4. "治风先治血"理论在消风散中的体现

第二节 平息内风剂

◎ **重点** ◎

1. 羚角钩藤汤的组成、功用、主治、配伍意义及配伍特点
2. 镇肝熄风汤的组成、功用、主治、用药特点及配伍意义
3. 天麻钩藤饮的组成、功用、主治、配伍意义及配伍特点
4. 大定风珠的组成、功用、主治及主要配伍意义

◎ 难点 ◎

1. 镇肝熄风汤所主类中风证的病因病机；中风的真中与类中之区别
2. 镇肝熄风汤中配伍川楝子、茵陈、生麦芽的含义
3. 天麻钩藤饮治疗肝阳上亢证的组方特点
4. 阴虚风动证的病机特点；大定风珠中鸡子黄、阿胶的配伍意义

常见试题

（一）单选题

1. 镇肝熄风汤的君药是（　　）
A. 怀牛膝　　　　　　B. 芍药　　　　　　C. 龟板
D. 牡蛎　　　　　　　E. 龙骨

【正确答案】A

【答案分析】本题主要考查对镇肝熄风汤组方配伍的掌握。以上药物均为镇肝熄风汤中组成药物，芍药、龟板、牡蛎、龙骨益阴潜阳，镇肝息风，在方中为臣药。而怀牛膝归肝肾经，入血分，性善下行，故重用以引血下行，补益肝肾，为君药。

【答题技巧】牢记类中风的病机为肝肾阴虚，肝阳化风，气血逆乱。方中怀牛膝能引血下行，并能补益肝肾以治本，是方中针对主证起主要治疗作用的药物，故为君药。

2. 风邪初中经络，症见口眼㖞斜，舌强不能言语，手足不能运动，治宜选用（　　）
A. 天麻钩藤饮　　　　B. 地黄饮子　　　　C. 小活络丹
D. 大秦艽汤　　　　　E. 牵正散

【正确答案】D

【答案分析】本题主要考查对方剂主治病证的掌握。如果不能准确记忆和理解大秦艽汤、地黄饮子和牵正散的主治病机特点，则容易导致相互混淆。

【答题技巧】熟记大秦艽汤的主治病证，注意和地黄饮子所主治的喑痱证区别。大秦艽汤所治乃风邪中于经络所致。多因正气不足，营血虚弱，脉络空虚，风邪乘虚入中，气血痹阻，经络不畅，加之"血弱不能养筋"，故口眼㖞斜、手足不能运动、舌强不能言语。地黄饮子所主之"喑痱"是由于下元虚衰，阴阳两亏，虚阳上浮，痰浊随之上泛，堵塞窍道所致。二者虽然都有肢体、言语功能障碍，应理解二者病机差异，以避免混淆。

3. 具有凉肝息风，增液舒筋作用，用以治疗肝热生风证的方剂是（　　）
A. 镇肝熄风汤　　　　B. 大定风珠　　　　C. 羚角钩藤汤
D. 大秦艽汤　　　　　E. 天麻钩藤饮

【正确答案】C

【答案分析】本题主要考查对方剂功用的掌握。备选答案均为治风剂，牢固掌握方剂的功用，是正确选择的关键，切记不能被干扰项错误诱导。

【答题技巧】方剂名称有时可以部分体现该方的功用。例如镇肝熄风汤功用为镇肝息风，滋阴潜阳。方名与功用联合记忆，不失为一种简单实用的方法。

4. 方剂组成中生地黄和熟地黄同用的方剂是（　　）
A. 天麻钩藤饮　　　　　　B. 地黄饮子　　　　　　C. 大秦艽汤
D. 小活络丹　　　　　　　E. 牵正散

【正确答案】C

【答案分析】本题主要考查方剂的药物组成。生地黄和熟地黄属来源相同，但炮制方法不同的药物。

【答题技巧】熟记重点方剂的药物组成，背诵方歌是最有效的方法。除大秦艽汤外，百合固金汤、当归六黄汤也是生地黄、熟地黄同用，亦为多选题常考之知识点。

5. 患者症见头痛，眩晕，失眠多梦，舌红苔黄，脉弦数，治宜选用（　　）
A. 天麻钩藤饮　　　　　　B. 镇肝熄风汤　　　　　　C. 羚角钩藤汤
D. 半夏白术天麻汤　　　　E. 消风散

【正确答案】A

【答案分析】本题主要考查对天麻钩藤饮主治病证的掌握。该方平肝息风，清热活血，补益肝肾，主治肝阳偏亢，肝风上扰证，症见头痛，眩晕，失眠多梦，或口苦面红，舌红苔黄，脉弦或数。因此，选项A为正确答案，B、C、D、E各方都能祛风，注意鉴别，重点记忆。

【答题技巧】熟记天麻钩藤饮辨证要点；注意区分平肝息风类方剂功用的细微差别。

（二）多选题

1. 消风散的君药是（　　）
A. 牛蒡子、蝉蜕　　　　　B. 石膏、知母　　　　　　C. 苦参、苍术
D. 荆芥、防风　　　　　　E. 木通、生地

【正确答案】AD

【答案分析】本题主要考查对消风散组方配伍结构的掌握。

【答题技巧】本题考点虽然是组方结构，如果能熟练掌握消风散组成、功用、主治，本题是可以通过分析而得出正确答案的。本方所治之风疹、湿疹，是由风湿或风热之邪侵袭人体，浸淫血脉，内不得疏泄，外不得透达，郁于肌肤腠理之间所致，故治宜疏风为主，佐以清热除湿之法。五组选项中只有A、D选项符合治法需要，故选择此两项。

2. 天麻钩藤饮的功效为（　　）
A. 平肝息风　　　　　　　B. 清热活血　　　　　　C. 镇肝息风
D. 补益肝肾　　　　　　　E. 增液舒筋

【正确答案】ABD

【答案分析】本题主要考查天麻钩藤饮的功效。本方临床常用，应该牢记其组成、功用和主治。

【答题技巧】天麻钩藤饮的功用为平肝息风、清热活血、补益肝肾，共十二个字，出题多选题的几率较大，需重点记忆。可以和羚角钩藤汤、镇肝熄风汤比较记忆，分析三者的异同点，以求达到最佳效果。

3. 小活络丹的功效是（　　）

A. 祛风除湿　　　　　B. 化痰通络　　　　　C. 活血止痛

D. 息风止痉　　　　　E. 滋阴补肾

【正确答案】ABC

【答案分析】本题主要考查小活络丹的功效。小活络丹祛风除湿，化痰通络，活血止痛，主治风寒湿痹。本方虽非重点内容，但是需要掌握其功用和主治。

【答题技巧】小活络丹是治疗寒湿痰瘀留滞经络的常用方，同时也是"治之以峻，行之以缓"的代表方之一，其功用为多选题常考查之知识点。

4. 下列方剂组成药物中含有防风的是（　　）

A. 川芎茶调散　　　　B. 消风散　　　　　　C. 九味羌活汤

D. 独活寄生汤　　　　E. 大秦艽汤

【正确答案】ABCDE

【答案分析】本题主要考查方剂药物组成。方剂组成属于基础内容，需牢记。

【答题技巧】防风具有祛风解表、胜湿止痛、止痉作用。《中药学》言本品既能辛散外风，又能息内风以止痉，但仍以祛外风常用，如辛温解表剂、疏散外风剂等，本版教材所选的平息内风类方剂组成中均无防风。

5. 川芎茶调散和大秦艽汤中共有的药物是（　　）

A. 川芎　　　　　　　B. 羌活　　　　　　　C. 防风

D. 细辛　　　　　　　E. 甘草

【正确答案】ABCDE

【答案分析】本题主要考查川芎茶调散和大秦艽汤的药物组成。两首方剂药味偏多，容易漏选。

【答题技巧】回答此类问题可采取比对排除法，即边背方歌边比对选项，排除掉不含有的药物，然后再背诵另外一首方歌进行比对。

(三) 填空题

1. 镇肝熄风汤中具有清肝泻热，疏理肝气作用的药物是（　　）。

【正确答案】茵陈、川楝子、生麦芽

【答案分析】肝为刚脏，性喜条达而恶抑郁，过用重镇之晶，势必影响其条达之性，故以茵陈、川楝子、生麦芽清泄肝热，疏肝理气，以遂其性。

【答题技巧】镇肝熄风汤重用潜镇诸药，配伍滋阴、疏肝之品，方中茵陈、川楝子、生麦芽的配伍体现了张锡纯"镇肝、疏肝兼顾，而以镇肝为主"的治疗理念，为方中点睛之笔，应当熟记。

2. 由白附子、白僵蚕、全蝎三味药组成的方剂是（　　）。

【正确答案】牵正散

【答案分析】牵正散由三味药组成，属于易记方，有时会以反问的形式出现，即写出药物组成，回答出方名。熟记方剂的组成是正确回答此类问题的关键。

【答题技巧】填空类涉及方剂组成的考题中，如果方剂组成掌握不牢固，以及思维记忆习惯的影响，由方提问药物组成能答对，而由药提问方剂名称则易答错。此类型问题涉及的方剂一般药味较少，如生脉散、玉屏风散、香薷散、四逆汤等，需要熟记。

3. 大秦艽汤主治（　　）证。

【正确答案】风邪初中经络

【答案分析】本题考查大秦艽汤的主治证。该方疏风清热，养血活血，主治风邪初中经络证。

【答题技巧】注意该方与牵正散主治证的区别，后者主治风中头面经络证。

（四）简答题

简述川芎茶调散中主治头痛的药物是如何体现分经论治的？

【正确答案】川芎茶调散有疏风止痛之用，用治外感风邪头痛。方中川芎善于祛风活血而止头痛，长于治少阳、厥阴经头痛；羌活长于治太阳经头痛，白芷长于治阳明经头痛；细辛祛风止痛，善治少阴经头痛。诸药合用，分经论治头痛。

【答案分析】此题考查川芎茶调散的组方结构，在答题表述上，可以按照君、臣佐、使顺序，逐一回答体现分经论治思想的药物即可。不体现分经论治的药物可以不答。

【答题技巧】方剂学中涉及分经论治的方子有九味羌活汤和川芎茶调散，二者有相似之处，如果中药学知识掌握扎实的话，正确答出问题难度不大，但要注意回答问题的模式应按照方剂学组方原则，不要答成中药归经。

（五）问答题

试述镇肝熄风汤的组方意义。

【正确答案】镇肝熄风汤功能镇肝息风，滋阴潜阳，用治类中风。其病机为肝肾阴虚，肝阳化风所致。方中怀牛膝归肝肾经，入血分，性善下行，故重用以引血下行，并有补益肝肾之效为君。代赭石之质重沉降，镇肝降逆，合牛膝以引气血下行，急治其标；龙骨、牡蛎、龟板、白芍益阴潜阳，镇肝息风，共为臣药。玄参、天冬下走肾经，滋阴清热，合龟板、白芍滋水以涵木，滋阴以柔肝；肝为刚脏，性喜条达而恶抑郁，过用重镇之晶，势必影响其条达之性，故又以茵陈、川楝子、生麦芽清泄肝热，疏肝理气，以遂其性，以上俱为佐药。甘草调和诸药，合生麦芽能和胃安中，以防金石、介类药物碍胃为使。全方重用潜镇诸药，配伍滋阴、疏肝之品，共成标本兼治，而以治标为主的良方。

【答案分析】本方考查镇肝熄风汤的组方结构，因药物较多，记忆难度较大，故在答题表述上，易出现君臣佐使药物弄错、层次不清楚、内容不全面等问题。

【答题技巧】回答方剂组方结构，可从病机入手，如果君药和臣药回答正确无误，按照参考答案分值分配方案，一般可得该题分值的50%。其余药物按照治法与药物功效特点即可分析出佐药。因此，熟记重点方剂的君药和臣药是得分的关键。

第十五章 治燥剂

概述

◎ **重点** ◎

治燥剂的概念、适应证以及分类

◎ **难点** ◎

治燥剂的使用注意事项

第一节 轻宣外燥剂

◎ **重点** ◎

1. 轻宣外燥剂的概念、适应证、分类及组方配伍规律
2. 杏苏散的组成、功用、主治、配伍意义
3. 清燥救肺汤的组成、功用、主治、配伍意义
4. 桑杏汤的组成、功用、主治、配伍特点以及与杏苏散的应用鉴别

◎ **难点** ◎

1. 外燥与内燥的病因病机及临床特点及不同治疗原则
2. "燥淫于内，治以苦温，佐以甘辛"的机理与意义
3. 外感温燥的病因病机、临床特点及演变
4. 桑杏汤与清燥救肺汤同治温燥证的异同点

第二节 滋润内燥剂

◎ **重点** ◎

1. 增液汤的组成、功用、主治证候
2. 麦门冬汤的组成、功用、主治、配伍意义及用量特点
3. 益胃汤的组成、功用、主治证候
4. 养阴清肺汤的组成、功用、主治证候
5. 百合固金汤的组成、功用、主治、配伍意义及其配伍特点

◎ 难点 ◎

1. 肺痿的病因病机及临床特点
2. 麦门冬汤"培土生金"治法的含义
3. 麦门冬汤中麦冬配伍半夏的意义
4. 百合固金汤主治证的病机特点、配伍意义

常见试题

（一）单选题

1. 杏苏散的功用是（　　）

A. 宣利肺气，疏风止咳　　B. 清宣温燥，润肺止咳　　C. 发散风寒，降气化痰

D. 轻宣凉燥，理肺化痰　　E. 清燥润肺，养阴益气

【正确答案】D

【答案分析】本题考查方剂的功用，干扰项中多为相近方剂功用。选项 A 是止嗽散的功用，选项 B 是桑杏汤的功用，选项 C 是金沸草散的功用，选项 E 是清燥救肺汤的功用。

【答题技巧】牢记杏苏散组成、功用、主治等基本内容，要做到字字不差，否则似是而非，受到其他选项干扰则易出错。

2. 清燥救肺汤所主病证的病机是（　　）

A. 温燥伤肺，气阴两伤　　B. 温燥外袭，肺津受灼　　C. 凉燥外袭，肺失宣降

D. 肺肾阴虚，虚火上炎　　E. 胃阴不足，虚火灼肺

【正确答案】A

【答案分析】本题考查方剂主治，仍属对基本知识点考核，在整份试卷中占到较大比例，解题难度不大。

【答题技巧】熟练掌握清燥救肺汤的组成、功用、主治，并与其他轻宣外燥剂功用和主治协同记忆，抓住重点，避免混淆。

3. 身热不甚，干咳无痰，右脉数大者，治宜选用（　　）

A. 桑杏汤　　B. 养阴清肺汤　　C. 杏苏散

D. 清燥救肺汤　　E. 增液汤

【正确答案】A

【答案分析】本题主要考查方剂主治证。桑杏汤为治疗温燥伤肺轻证的常用方，临床应用以身热不甚，干咳无痰或痰少而黏，右脉数大为辨证要点。

【答题技巧】证见右脉数大者，在本教材仅此一方，牢记之后答题就容易了。

4. 麦门冬汤所治肺痿证之病机是（　　）

A.肺肾阴虚,虚火上炎 B.阴虚蕴热,复感疫毒 C.阳明温病,津液不足
D.久咳伤肺,气阴两伤 E.肺胃阴虚,气火上逆

【正确答案】E

【答案分析】本题主要考查麦门冬汤主治病证之病机,为本方难点之所在。虚热肺痿乃肺胃阴虚,气火上逆所致,治以清养肺胃,降逆下气。

【答题技巧】麦门冬汤是重点方剂,考点有:麦冬与半夏用量比例;病机;半夏配伍意义;体现培土生金的药物等。本方需要全面掌握。

5 清燥救肺汤的君药是( )

A.枇杷叶 B.石膏 C.麦冬
D.霜桑叶 E.人参

【正确答案】D

【答案分析】本题考查方剂组方结构。方中重用霜桑叶质轻性寒,轻宣肺燥,透邪外出,为君药。故D为正确答案。

【答题技巧】清燥救肺汤组成药物较多,组方结构经常被忽略,建议酌情记忆君药,与桑菊饮、桑杏汤君药协同记忆,可起到事半功倍效果。

(二)多选题

1.百合固金汤组成中含有的药物是( )

A.生地黄 B.玄参 C.熟地黄
D.芍药 E.当归

【正确答案】ABCDE

【答案分析】本题运用多选形式考查方剂组成。由于百合固金汤组成药味较多,考查其组方结构机会较少,复习重点宜放在组成、功用及主治等基础知识点上,出题形式可以多种多样,只有牢固掌握基础内容,才能以不变应万变,正确作答。

【答题技巧】百合固金汤中生地黄和熟地黄同用,也是常考知识点,应留心应对。

2.清燥救肺汤的配伍特点是( )

A.宣 B.清 C.润
D.降 E.利

【正确答案】ABCD

【答案分析】本题考查方剂配伍特点。清燥救肺汤宣、清、润、降四法并用,气阴双补,且宣散不耗气,清热不伤中,滋润不腻膈。配伍关系及特点是方剂学核心内容之一,也是考核重点之一,应重点掌握,需达到熟记背诵水平方可。

【答题技巧】凡涉及配伍特点在两个或两个以上,并且用词言简意赅的方剂,如半夏泻心汤、凉膈散、仙方活命饮、六味地黄丸、三仁汤等,也是常用多选形式出题的知识点,应熟练掌握。

3.桑杏汤的功用是( )

A. 轻宣凉燥　　　　　　　B. 清宣温燥　　　　　　　C. 理肺化痰
D. 润肺止咳　　　　　　　E. 养阴益气

【正确答案】BD

【答案分析】本题考查桑杏汤功用。该方清宣温燥，润肺止咳，主治外感温燥证。

【答题技巧】桑杏汤易与杏苏散、桑菊饮、清燥救肺汤功用混淆。桑叶辛凉，所以桑杏汤是清宣温燥之剂；苏叶辛温，因此杏苏散为轻宣凉燥之剂，二者由此可明确区分。

4. 益胃汤和增液汤共有的药物是（　　　）
A. 麦冬　　　　　　　　　B. 玄参　　　　　　　　　C. 沙参
D. 生地　　　　　　　　　E. 玉竹

【正确答案】AD

【答案分析】本题考查益胃汤和增液汤的药物组成。两方均为二级内容，需要掌握组成、功用、主治证候。益胃汤组成：沙参、麦冬、冰糖、细生地、玉竹。增液汤组成：玄参、麦冬、细生地。

【答题技巧】两方均出自《温病条辨》，立意有相似之处，组成药物中最易混淆的是玄参和沙参，要注意区分。组成简练的方剂，单纯考组成略显容易，要防备采用此种形式出题。例如：组成中均含有玄参、麦冬、生地的方剂（清营汤、天王补心丹、增液汤、养阴清肺汤、百合固金汤等）。

5. 体现"培土生金"配伍的方剂是（　　　）
A. 清燥救肺汤　　　　　　B. 麦门冬汤　　　　　　　C. 参苓白术散
D. 养阴清肺汤　　　　　　E. 益胃汤

【正确答案】ABC

【答案分析】本题考查治法特点。参苓白术散兼有渗湿行气作用，并有保肺之效，是治疗脾虚湿盛证及体现"培土生金"治法的常用方剂；清燥救肺汤中用人参益气生津，合甘草以培土生金；麦门冬汤佐以甘草、粳米、大枣益气养胃，合人参益胃生津，胃津充足，自能上归于肺，此正"培土生金"之法。

【答题技巧】系统归纳总结教材中的方剂所体现的治法。

(三) 填空题

1. 清燥救肺汤中体现"肺苦气上逆，急食苦以泄之"作用的药物是（　　　）。

【正确答案】杏仁、枇杷叶

【答案分析】杏仁、枇杷叶在清燥救肺汤方中均为佐药。《素问·藏气法时论》曰："肺苦气上逆，急食苦以泄之"，故用少量杏仁、枇杷叶苦降肺气。方剂学是研究和阐明治法与方剂理论及其临床运用的一门学科，因此凡是引用古代经典中治法理论的方剂，明确指出体现此治法的药物，均需掌握。

【答题技巧】本知识点常以多选题和填空题的形式进行考核。类似考点还见于半夏泻心汤（辛开苦降）、清营汤（透热转气）、参苓白术散（培土生金）、麦门冬汤（培土生金）、镇肝熄风汤（条达肝气）。以上均应熟练掌握。

2. 养阴清肺汤的主治白喉之（　　）证。

【正确答案】阴虚肺燥

【答案分析】本题属于对基础内容考核。

【答题技巧】教材中有治疗阴暑（香薷散）、肠痈（大黄牡丹汤），肺痈（苇茎汤），大头瘟（普济消毒饮）等病证的方剂，可一并复习记忆。

3. 既可用于治疗外感凉燥，也常用治疗外感风寒咳嗽的方剂是（　　）。

【正确答案】杏苏散

【答案分析】本题考查杏苏散的主治证。杏苏散虽为治疗外感凉燥而设，但因凉燥乃秋令"小寒"为患，与外感风寒是同一属性的病邪，故临床也常用本方治疗外感风寒咳嗽。此内容附于方解最后，容易被忽略，平时复习要多留心。

【答题技巧】教材中类似的方剂需要格外关注。如乌梅丸，既可以治疗脏寒蛔厥证，又治久泻久痢。

（四）简答题

简述麦门冬汤中麦冬与半夏的配伍意义。

【正确答案】麦门冬汤所治虚热肺痿乃肺胃阴虚，气火上逆所致。方中重用麦冬为君，甘寒清润，既养肺胃之阴，又清肺胃虚热。肺胃阴虚，虚火上炎，不仅气机逆上，而且进一步灼津为涎，故佐以半夏降逆下气，化其痰涎，虽属温燥之品，但用量很轻，与大剂麦门冬配伍，则其燥性减而降逆之用存，且能开胃行津以润肺，又使麦门冬滋而不腻，相反相成。

【答案分析】本题考查方中药物配伍关系，属于重点内容，应当熟记。

【答题技巧】相反相成配伍有寒热并用（麻黄杏仁甘草石膏汤、左金丸、大黄附子汤等）、补泻同施（败毒散、黄龙汤）、升降相随（麻黄汤、济川煎）、散收同用（小青龙汤、定喘汤）、通涩并行（十灰散、萆薢分清饮）、刚柔互济（温经汤）等方式。这些配伍特点描述有其相对固定语句，可以进行归纳总结，灵活套用。

（五）问答题

桑杏汤与桑菊饮在组成、功用、主治方面有何异同？

【正确答案】桑杏汤与桑菊饮均用桑叶、杏仁，皆可治疗外感咳嗽、受邪轻浅、身热不甚、口渴、脉浮数等症。但两方同中有异，桑菊饮方中配伍薄荷、菊花、连翘、桔梗、甘草、芦根，侧重于疏散风热，为辛凉解表法，治疗风温初起，津伤不甚，仅见口微渴，多伴见恶风、头痛等风热表证；本方虽亦配伍辛凉解表的豆豉和清泄肺热的栀子皮，但更用养阴润肺生津的沙参、梨皮，以及润肺止咳化痰的贝母，为辛凉甘润之法，主治外感温燥，津伤程度相对较甚，口渴明显，多伴见咽干鼻燥等症者。

【答案分析】桑杏汤与桑菊饮分属不同章节，并且方名近似，容易混淆，属于常考内容。

【答题技巧】关于两首或两首以上方剂异同点比较的题目，答题方法已在前详释，此处不再赘述。

第十六章 祛湿剂

概述

◎ 重点 ◎

1. 祛湿剂的概念、适应证以及分类
2. 祛湿剂配伍理气药的意义

◎ 难点 ◎

1. 水湿为患与肺脾肾三脏的关系
2. 祛湿剂的使用注意事项

第一节 化湿和胃剂

◎ 重点 ◎

1. 平胃散的组成、功用、主治、配伍意义及配伍特点
2. 藿香正气散的组成、功用、主治、配伍意义及配伍特点

◎ 难点 ◎

1. 平胃散主治病机特点及临床表现
2. 湿滞脾胃证与脾胃气虚证二者治法之异同
3. 藿香正气散中藿香的配伍意义；与香薷散病机之异同

第二节 清热祛湿剂

◎ 重点 ◎

1. 茵陈蒿汤的组成、功用、主治及配伍意义
2. 八正散的组成、功用、主治及配伍意义
3. 三仁汤的组成、功用、主治、配伍意义及配伍特点
4. 甘露消毒丹的组成、功用及主治证候
5. 连朴饮的组成、功用及主治证候
6. 当归拈痛汤的组成、功用及主治证候

7. 二妙散的组成、功用及主治证候

◎ 难点 ◎

1. 茵陈蒿汤先煮茵陈的意义；瘀热发黄的病机
2. 三仁汤临床应用中的"三戒"；三仁汤所主病证的病机特点
3. 甘露消毒丹所主病证的病机特点

第三节　利水渗湿剂

◎ 重点 ◎

1. 五苓散的组成、功用、主治及配伍意义
2. 猪苓汤的组成、功用、主治证候；与五苓散的鉴别
3. 防己黄芪汤的组成、功用、主治证候

◎ 难点 ◎

1. 膀胱气化不利之蓄水证的病机特点
2. 五苓散中桂枝的配伍意义
3. 水热互结证的病机特点
4. 防己黄芪汤中防己、黄芪的配伍意义

第四节　温化寒湿剂

◎ 重点 ◎

1. 苓桂术甘汤的组成、功用、主治及配伍意义
2. 真武汤的组成、功用、主治及配伍意义
3. 实脾散的组成、功用、主治及配伍意义

◎ 难点 ◎

1. 苓桂术甘汤中桂枝的配伍意义
2. 阳虚水泛证的病机特点；真武汤中芍药的配伍意义
3. 真武汤与实脾散异同点的鉴别

第五节　祛湿化浊剂

◎ 重点 ◎

1. 萆薢分清饮的组成、功用及主治证候
2. 完带汤的组成、功用、主治、配伍意义及配伍特点

◎ 难点 ◎

完带汤的主治病机及配伍特点

第六节　祛风胜湿剂

◎ 重点 ◎

1. 羌活胜湿汤的组成、功用、主治及主要配伍意义
2. 独活寄生汤的组成、功用、主治、配伍意义及配伍特点

◎ 难点 ◎

1. 羌活胜湿汤与九味羌活汤异同点的鉴别
2. 独活寄生汤所主病机特点及治法要点

常见试题

（一）单选题

1. 具有益气祛风，健脾利水功用的方剂是（　　）

A. 五苓散　　　　　　　B. 藿香正气散　　　　　　C. 羌活胜湿汤
D. 防己黄芪汤　　　　　E. 八正散

【正确答案】D

【答案分析】本题主要考查对祛湿剂功用的掌握。五苓散利水渗湿，温阳化气；藿香正气散解表化湿，理气和中；羌活胜湿汤祛风胜湿止痛；八正散清热泻火，利水通淋。

【答题技巧】同章节功效相近的方剂可以横向综合记忆，做到纲举目张，类比分析。只有熟练掌握基础知识，答题才能得心应手。

2. 平胃散所主病证的病机是（　　）

A. 脾失健运　　　　　　B. 脾气亏虚　　　　　　　C. 湿滞脾胃
D. 肝木乘脾　　　　　　E. 脾胃不和

【正确答案】C

【答案分析】本题主要考查对方剂所主病证病机的掌握。平胃散为治疗湿滞脾胃证之基础方。症见脘腹胀满，不思饮食，口淡无味，恶心呕吐，嗳气吞酸，肢体沉重，怠惰嗜卧，常多自利，舌苔白腻而厚，脉缓。

【答题技巧】平胃散方名中即包含"湿土太过""可以平敦阜之土"之义。所以一定程度了解方名含义，对于记忆方剂所主病证病机有一定帮助。

3. 具有解表化湿，理气和中之效，用治外感风寒，内伤湿滞证的方剂是（　　）

A. 五苓散 B. 实脾散 C. 二妙散
D. 八正散 E. 藿香正气散

【正确答案】E

【答案分析】本题主要考查对藿香正气散功用和主治的掌握。该方解表化湿，理气和中，主治外感风寒，内伤湿滞证。症见恶寒发热，头痛，胸膈满闷，脘腹疼痛，恶心呕吐，肠鸣泄泻，舌苔白腻，以及山岚瘴疟等。

【答题技巧】涉及治疗外感风寒、内伤湿滞的方剂还有香薷散，应与藿香正气散相鉴别：藿香正气散主治外感风寒，内伤湿滞证，临床应用以恶寒发热，上吐下泻，舌苔白腻为辨证要点；香薷散是夏月乘凉饮冷，外感风寒，内伤湿滞的常用方，临床应用以恶寒发热，头重身痛，无汗，胸闷，苔白腻，脉浮为辨证要点。

4. 二妙散的组成药物是（　　）
A. 黄柏、苍术 B. 车前子、苍术 C. 黄柏、白术
D. 牛膝、苍术 E. 牛膝、薏苡仁

【正确答案】A

【答案分析】本题主要考查方剂组成药物。本方由黄柏、苍术两味药组成，为治疗湿热下注所致痿痹、脚气、带下、湿疮等病证的基础方，其清热燥湿之力较强，宜于湿热俱重之证。三妙丸即二妙散加牛膝，专治下焦湿热之两脚麻木、痿软无力；再加薏苡仁，即为四妙丸，主治湿热下注之痿证。

【答题技巧】二妙散治疗湿热下注之基础方，虽然组成简单，但对于了解基础病机以及体会其化裁方，有很大帮助。其他基础方如四君子汤、四物汤、四逆散、桂枝汤、二陈汤等，将其类方综合分析，是深入学习和理解方剂的有效方法。

5. 完带汤中用量最重的一组药物是（　　）
A. 人参、苍术 B. 白芍、车前子 C. 白术、山药
D. 陈皮、甘草 E. 柴胡、黑芥穗

【正确答案】C

【答案分析】本题主要考查对完带汤用药特点的掌握。完带汤有补脾疏肝，化湿止带之效，主治脾虚肝郁，湿浊下注之带下色白，清稀如涕，倦怠便溏，舌淡苔白，脉濡缓等，方中重用白术、山药为君，补脾祛湿，意在使脾气健，湿浊消，则带下止。

【答题技巧】牢记完带汤的功用、所主带下证的病机特点；结合药物配伍意义，认真分析每个备选答案与题干的关系。

6. 患者肩背痛不可回顾，头痛身重，腰脊疼痛，难以转侧，苔白，脉浮，治宜选用（　　）
A. 九味羌活汤 B. 羌活胜湿汤 C. 独活寄生汤
D. 大秦艽汤 E. 小活络丹

【正确答案】B

【答案分析】本题主要考查方剂主治证候。羌活胜湿汤功用祛风胜湿止痛，主治风湿在表之痹证。症见肩背痛不可回顾，头痛身重，或腰脊疼痛，难以转侧，苔白，脉浮。本方与九味羌活汤均可祛风胜湿，止头身痛。但九味羌活汤解表之力较为著，主治外感风寒湿邪兼有里热之证，以恶寒发热为主，兼口苦微渴；本方善祛一身上下之风湿，而解表之力较弱，故主治风湿客表之证，以头身重痛为主，表证不著，注意进行区分。

【答题技巧】羌活胜湿汤方名即提示本方属于祛湿剂，功能祛风胜湿，与其他方剂较易鉴别，所以要非常确定每首方剂所属的章节，对于系统记忆方剂功用和主治大有帮助。

（二）多选题

1. 三仁汤中"三仁"指（　　）
   A. 杏仁　　　　　　B. 薏苡仁　　　　　C. 桃仁
   D. 白蔻仁　　　　　E. 砂仁

【正确答案】ABD

【答案分析】本题主要考查三仁汤药物组成。三仁汤宣畅气机，清利湿热，主治湿温初起及暑温夹湿之湿重于热证。方中杏仁宣利上焦肺气，气行则湿化；白蔻仁芳香化湿，行气宽中，畅中焦之脾气；薏苡仁甘淡性寒，渗湿利水而健脾，使湿热从下焦而去。三仁合用，三焦分消，是为臣药。

【答题技巧】三仁汤为主治湿温初起，湿重于热之证名方。方名本身具有鲜明特色，直接指向体现配伍特点的三味药，为方剂学试题中常考之知识点。如果方歌掌握牢固"三仁杏蔻薏苡仁，朴夏通草滑竹存，宣畅气机清湿热，湿重热轻在气分"，答对此题并非难事。

2. 桂枝在五苓散的配伍意义是（　　）
   A. 平冲降逆　　　　B. 温通血脉　　　　C. 温阳化气
   D. 调和营卫　　　　E. 解表散邪

【正确答案】CE

【答案分析】本题主要考查五苓散组成药物的配伍意义。五苓散利水渗湿，温阳化气，主治蓄水证、痰饮及水湿内停证。方中桂枝为佐药，功能温阳化气，解表散邪，一药而表里兼治。

【答题技巧】桂枝具有发汗解肌、温通经脉、温阳化气、平冲降逆等多种功用。在发汗解表方面，多和麻黄相配，如麻黄汤、小青龙汤；温经通脉方面，往往和细辛相配，如当归四逆汤；调和营卫、阴阳方面，又须与芍药相配，如桂枝汤；在桂枝加桂汤中，有平冲降逆之功；温阳化气功用，常须与利水药相配，如五苓散。总之，通过配伍，控制多功用单味中药的发挥方向，这是在方剂配伍中十分重要的一个方面。这些配伍方法也是常考内容，需要熟练掌握。

3. 五苓散主治证包括（　　）
   A. 蓄水证　　　　　B. 水热互结　　　　C. 痰饮
   D. 水湿内停　　　　E. 风湿

【正确答案】ACD

【答案分析】本题主要考查方剂主治病证。五苓散主治病证较多：膀胱气化不利之蓄水证；或脐下动悸，吐涎沫而头目眩晕；或短气而咳；或水肿、泄泻。

【答题技巧】本方主治虽多，根据其病机可分为三类：（1）外有表证，内停水湿之蓄水证。（2）水湿内停。可见水肿，泄泻，小便不利，以及霍乱吐泻等证。（3）痰饮。脐下动悸，吐涎沫而头眩，或短气而咳者。对于主治病证较复杂的方剂，可以将其分类记忆，类似方剂还有真武汤：（1）治疗太阳病，发汗太过，水气内动；（2）治疗少阴病，肾阳亏虚，水气内停。同时注意和猪苓汤相区别，后者功能利水养阴清热，主治水热互结证。二者常互为干扰项出现。

4. 独活寄生汤的功用是（　　）

A. 清湿热　　　　　　B. 祛风湿　　　　　　C. 补气血

D. 止痹痛　　　　　　E. 益肝肾

【正确答案】BCDE

【答案分析】本题主要考查独活寄生汤的功用。独活寄生汤祛风湿，止痹痛，益肝肾，补气血，主治痹证日久，肝肾两虚，气血不足证。症见腰膝疼痛、痿软，肢节屈伸不利，或麻木不仁，畏寒喜温，心悸气短，舌淡苔白，脉细弱。

【答题技巧】独活寄生汤为治疗久痹而致肝肾两虚、气血不足证之常用方。临床常用，应熟记组成、功用和主治。

5. 八正散的君药是（　　）

A. 瞿麦　　　　　　　B. 车前子　　　　　　C. 滑石

D. 木通　　　　　　　E. 萹蓄

【正确答案】CD

【答案分析】本题考查方剂组方配伍意义。八正散清热泻火，利水通淋。主治湿热淋证。方中滑石善能滑利窍道，清热渗湿，利水通淋；木通上清心火，下利湿热，使湿热之邪从小便而去，共为君药。

【答题技巧】八正散为主治湿热淋证之常用方，也是常考方，建议熟背方歌，以应对各种形式的出题。

6. 完带汤的主治病机是（　　）

A. 脾虚不运　　　　　B. 肝气郁滞　　　　　C. 带脉失约

D. 湿热下注　　　　　E. 湿浊下注

【正确答案】ABCE

【答案分析】本题主要考查对完带汤主治病机的掌握。完带汤有补脾疏肝，化湿止带之功，主治脾虚肝郁，湿浊带下证，症见带下色白，清稀如涕，倦怠便溏，舌淡苔白，脉濡缓等。可知并无备选答案D所示湿热下注的临床特点。

【答题技巧】熟练掌握完带汤的功用、主治病机等基本知识点；认真分析每个备选答案与题干的关系。

（三）填空题

1. 主治湿温时疫，邪留气分，湿热并重之证的方剂是（　　）。

【正确答案】甘露消毒丹

【答案分析】本题主要考查甘露消毒丹主治证候。甘露消毒丹利湿化浊，清热解毒，主治湿温时疫，邪在气分，湿热并重证，注意和三仁汤相鉴别。

【答题技巧】本方被王士雄誉之为"治湿温时疫之主方"，也是常考知识点。

2. 猪苓汤主治（　　）证。

【正确答案】水热互结伤阴

【答案分析】本题考查方剂主治证候。猪苓汤利水渗湿，养阴清热，主治水热互结伤阴证。症见小便不利，发热，口渴欲饮，或心烦不寐，或兼有咳嗽、呕恶，下利，舌红苔白或微黄，脉细数。又治血淋，小便涩痛，点滴难出，小腹满痛者。

【答题技巧】本方与五苓散均为利水渗湿之常用方，其中泽泻、猪苓、茯苓为两方共有药物，常交互出题，需要熟记。

3. 当归拈痛汤的功用是（　　）。

【正确答案】利湿清热，疏风止痛

【答案分析】本题考查功用。当归拈痛汤利湿清热，疏风止痛，主治湿热相搏，外受风邪证。症见遍身肢节烦痛，或肩背沉重，或脚气肿痛，脚膝生疮，舌苔白腻微黄，脉濡数。

【答题技巧】本方名中有"拈痛"二字，意为止痛，可作为辅助来提高记忆。

4. 下焦虚寒之膏淋、白浊，最宜选用的方剂是（　　）。

【正确答案】萆薢分清饮

【答案分析】本题考查方剂主治证候。萆薢分清饮温肾利湿，分清化浊，主治下焦虚寒之膏淋、白浊。症见小便频数，浑浊不清，白如米泔，凝如膏糊，舌淡苔白，脉沉。

【答题技巧】本教材中所选正方，仅此一首主治膏淋、白浊，熟记即可。附方中《医学心悟》萆薢分清饮则伍用黄柏、车前子等，其性偏凉，功可清热利湿，主治湿热白浊，应适当了解。

5. 祛湿剂中常常配伍理气之品，以求（　　）。

【正确答案】气化则湿化

【答案分析】本题考核祛湿类方剂的配伍特点。湿为阴邪，其性重浊黏腻，最易阻碍气机，而气机阻滞，又使湿邪不得运化，故祛湿剂中常常配伍理气之品，以求气化则湿化。

【答题技巧】补益剂、固涩剂、理血剂、祛痰剂都有类似配伍意义，为常考内容，需相互联系，加深理解。

（四）简答题

1. 简述真武汤方中配伍白芍的意义。

【正确答案】真武汤能温阳利水，主治阳虚水泛证。方中白芍为佐药，其义有四：一者利小便以行水气；二者柔肝缓急以止腹痛；三者敛阴舒筋以解筋肉瞤动；四者可防止附子燥热伤阴，以利于久服缓治。如此组方，温脾肾以助阳气，利小便以祛水邪。

【答案分析】本题考核方中药物的配伍意义，多为重点内容，要求熟练掌握。如果记忆不牢，在问题表达上，则易出现内容不全面、层次不清等问题。

【答题技巧】凡是方中明确指出，某药物在方中配伍作用有若干条，基本都是考试重点，因此需要重点掌握。回答问题时，应先说明该方的功用和主治证，然后再指出该药在方中的地位，最后按照条目有条理答出。

2.试述桂枝在桂枝汤、苓桂术甘汤中的配伍意义。

【正确答案】桂枝汤有解肌发表，调和营卫之效，主治风寒束表，营卫不和之证，方中桂枝为君药，助卫阳，通经络，解肌发表而祛在表之风邪；配等量芍药，一治卫强，一治营弱，散中有收，汗中寓补，使表邪得解，营卫调和。苓桂术甘汤有温阳化饮，健脾利水之效，主治中阳不足之痰饮证，方中桂枝为臣药，温阳化气。

【答案分析】本题考核方中药物的配伍意义。此类考题涉及两首方剂，难度较大。回答问题要条理清楚，层次分明。首先回答该方的功用和主治，然后指出该药在方中的地位，最后说明该药在方中的作用。

【答题技巧】涉及某味药在不同方剂中的配伍作用，以下药物要重点关注：大黄、柴胡、黄芪、人参、桂枝、半夏。在复习过程中可以有意识地去做对比，做到熟练掌握。

（五）问答题

请论述三仁汤的组方配伍特点。

【正确答案】三仁汤具有宣畅气机，清利湿热之功，主治湿温初起及暑温夹湿之湿重于热证。方中滑石为君，清热利湿解暑。杏仁宣利上焦肺气，气行则湿化；白蔻仁芳香化湿，行气宽中，畅中焦之脾气；薏苡仁甘淡性寒，渗湿利水而健脾，使湿热从下焦而去。三仁合用，三焦分消，是为臣药。通草、竹叶甘寒淡渗，加强君药利湿清热之功；半夏、厚朴行气除满，化湿和胃，以助君臣理气除湿，是为佐药。综观全方，体现了宣上、畅中、渗下，三焦分消的配伍特点。

【答案分析】本题考查方剂组方结构。此类题难度较大，一般情况下仅出一题。要特别注意每节的第一首方和常用方。

【答题技巧】解答这类题目要抓住重点，即平时复习过程中，首先要把君药牢牢记住，臣药与君药常有特定增效配伍关系，通过这种配伍关系，可以确定臣药，剩余佐使药所占分值不大。方中药物功效可以直接写《中药学》中的药物功效，各类药物最好用分号或句号分开以显得层次清楚。最后还要用总结性语言简述配伍特点。

第十七章　祛痰剂

概述

◎ **重点** ◎

祛痰剂的概念、适应范围以及分类

◎ **难点** ◎

1. 祛痰剂属于"八法"中的"消"法
2. 祛痰剂常配伍理气药、健脾药的意义

第一节　燥湿化痰剂

◎ **重点** ◎

1. 二陈汤的组成、功用、主治、配伍意义
2. 温胆汤的组成、功用、主治、配伍意义
3. 茯苓丸的组成、功用、主治

◎ **难点** ◎

1. 二陈汤中半夏与橘红的配伍意义；方中配伍少许乌梅的作用
2. 温胆汤主治病证的病机；方中半夏与竹茹的配伍意义

第二节　清热化痰剂

◎ **重点** ◎

1. 清气化痰丸的组成、功用、主治、配伍意义
2. 小陷胸汤的组成、功用、主治及主要配伍特点
3. 滚痰丸的组成、功用、主治

◎ **难点** ◎

1. 痰、气、火三者之间的关系；清气化痰丸中胆南星与瓜蒌仁的配伍意义
2. 小陷胸汤中黄连、半夏"辛开苦降"法的特点

第三节 润燥化痰剂

◎ 重点 ◎

贝母瓜蒌散的组成、功用、主治证候、配伍意义

◎ 难点 ◎

1. 燥痰咳嗽的临床特点；贝母瓜蒌散中贝母与瓜蒌的配伍意义
2. 贝母瓜蒌散与清燥救肺汤、麦门冬汤在组成、功用、主治方面的异同

第四节 温化寒痰剂

◎ 重点 ◎

1. 苓甘五味姜辛汤的组成、功用、主治
2. 三子养亲汤的组成、功用、主治

◎ 难点 ◎

苓甘五味姜辛汤与小青龙汤均可治疗寒饮咳嗽，临床如何鉴别应用

第五节 治风化痰剂

◎ 重点 ◎

1. 半夏白术天麻汤的组成、功用、主治、配伍意义
2. 定痫丸的组成、功用、主治

◎ 难点 ◎

风痰上扰证的病机特点；半夏、天麻在半夏白术天麻汤中的配伍意义

常见试题

（一）单选题

1. 治疗湿痰咳嗽的最佳方剂是（　　）

A. 止嗽散　　　　　　　　B. 二陈汤　　　　　　　　C. 桑杏汤
D. 清气化痰丸　　　　　　E. 苓甘五味姜辛汤

【正确答案】B

【答案分析】本题主要考查对二陈汤主治证候的掌握。二陈汤临床应用以咳嗽、呕恶、痰多色白易咯、舌苔白腻、脉滑为辨证要点，为燥湿化痰的基础方，故B为正确答案。止嗽散主治风邪犯肺之咳嗽；桑杏汤主治温燥外袭、肺津受灼之咳嗽；清气化痰丸主治热痰咳嗽；苓甘五

味姜辛汤主治寒痰咳嗽，故 A、C、D、E 均为错误选项。

【答题技巧】牢记二陈汤的主治证候特点；注意鉴别治咳、治痰方剂主治病证的异同，避免混淆。

2. 二陈汤中，燥湿化痰的基本结构是（　　）

A. 半夏、橘红　　　　　B. 半夏、茯苓　　　　　C. 橘红、茯苓
D. 半夏、生姜　　　　　E. 橘红、生姜

【正确答案】A

【答案分析】本题主要考查对二陈汤配伍特点的掌握。二陈汤燥湿化痰、理气和中，主治湿痰证，方中配伍半夏燥湿化痰，和胃降逆；橘红理气行滞，燥湿化痰。二药配伍，既可增强燥湿化痰之力，又体现治痰先理气，气顺则痰消之意。且半夏、橘红入药皆以陈久者良，而无过燥之弊，故方名"二陈"，此为本方燥湿化痰的基本结构，故 A 为正确答案。

【答题技巧】熟练掌握二陈汤的配伍意义，特别是方中半夏与橘红相配伍的作用。

3. 乌梅在二陈汤中的配伍意义是（　　）

A. 涩肠止泻　　　　　　B. 收敛止血　　　　　　C. 安蛔止痛
D. 生津止渴　　　　　　E. 收敛肺气

【正确答案】E

【答案分析】本题主要考查对二陈汤配伍特点的掌握。二陈汤主治湿痰证，方中除配伍半夏、橘红燥湿化痰、理气行滞外，还配伍了茯苓、生姜、甘草健脾祛湿，以杜生痰之源；又用少许乌梅，收敛肺气，与半夏、橘红相伍，散中有收，防其燥散伤正之虞。故正确答案是 E。

【答题技巧】掌握二陈汤中散收相合、标本兼顾的配伍特点；方中使用乌梅，须注意与其他含有乌梅的方剂，如乌梅丸、九仙散等进行鉴别。

4. 治疗痰热互结之小结胸证的常用方剂是（　　）

A. 小陷胸汤　　　　　　B. 八正散　　　　　　　C. 清气化痰丸
D. 猪苓汤　　　　　　　E. 大陷胸汤

【正确答案】A

【答案分析】本题主要考查对小陷胸汤主治证候的掌握。小陷胸汤原治伤寒表证误下，邪热内陷，与痰浊结于心下之小结胸病，痰热互结心下或胸膈，气郁不通，故临床多见胃脘或心胸痞闷，按之则痛，舌红苔黄腻，脉滑数。大陷胸汤虽亦主治热实结胸，但其证为水热互结心下，涉及胸腹，病情较重，病势较急，可见心下痛，按之石硬，甚则从心下至少腹硬满而痛不可近，脉象沉紧。故正确答案是 A。

【答题技巧】熟练掌握小陷胸汤的主治证候特点，并注意与大陷胸汤证相鉴别。

5. 治疗咳嗽气急，咯痰不爽，涩而难出，咽喉干燥哽痛，舌苔白而干者，首选方剂是（　　）

A. 止嗽散　　　　　　　B. 二陈汤　　　　　　　C. 清气化痰丸
D. 贝母瓜蒌散　　　　　E. 苓甘五味姜辛汤

【正确答案】D

【答案分析】本题主要考查对贝母瓜蒌散主治证候的掌握。咳嗽呛急，咯痰不爽，涩而难出，咽喉干燥哽痛，舌苔白而干，临床辨证属于燥热伤肺、灼津成痰所致，故治宜润肺清热、理气化痰，贝母瓜蒌散为治疗燥痰证的常用方。故 D 为正确答案。

【答题技巧】熟悉燥痰、湿痰、热痰、寒痰等不同痰证的辨证特点；理解并掌握贝母瓜蒌散的主治证候。

6. 风痰上扰之眩晕头痛、胸闷呕恶、舌苔白腻、脉弦滑者，治宜选用（　　）
　　A. 天麻钩藤饮　　　　　　B. 三子养亲汤　　　　　　C. 川芎茶调散
　　D. 半夏白术天麻汤　　　　E. 镇肝熄风汤

【正确答案】D

【答案分析】本题主要考查对半夏白术天麻汤主治证候的掌握。眩晕头痛乃风痰上扰、蒙蔽清阳之征；胸闷呕恶，为痰阻气滞，升降失司；舌苔白腻、脉弦滑，主风主痰，故该证为脾湿生痰，湿痰壅遏，引动肝风，风痰上扰清空所致。故治宜选用化痰息风、健脾祛湿之代表方剂半夏白术天麻汤。

【答题技巧】了解临床风痰上扰证的辨证要点；理解并掌握半夏白术天麻汤的主治证候，并注意与治风剂如川芎茶调散、天麻钩藤饮、镇肝熄风汤相鉴别。

（二）多选题

1. 二陈汤的功用是（　　）
　　A. 燥湿运脾　　　　　　　B. 燥湿化痰　　　　　　　C. 理气和中
　　D. 健脾益气　　　　　　　E. 渗湿止泻

【正确答案】BC

【答案分析】本题主要考查对二陈汤功用的掌握。二陈汤主治湿痰证，治宜燥湿化痰、理气和中之法，故正确答案是 B、C。选项 A 燥湿运脾，实为平胃散之功用，二方不要混淆。

【答题技巧】熟练掌握二陈汤的功用，并注意与平胃散进行鉴别。

2. 清气化痰丸中含有的药物是（　　）
　　A. 半夏　　　　　　　　　B. 黄芩　　　　　　　　　C. 瓜蒌皮
　　D. 陈皮　　　　　　　　　E. 胆南星

【正确答案】ABDE

【答案分析】本题主要考查对清气化痰丸组成药物的掌握。清气化痰丸主治痰热咳嗽，具有清热化痰、理气止咳之功。方中药物有：陈皮、杏仁、枳实、黄芩、瓜蒌仁、茯苓、胆南星、制半夏、姜汁。方中用的是瓜蒌仁而非瓜蒌皮，瓜蒌仁甘寒质润而性滑，长于清热化痰，尚能导痰热从大便而下。

【答题技巧】要牢记清气化痰丸组成药物，不能似是而非。

3. 温胆汤主治胆胃不和，痰热内扰证，其证候可见（　　）

A. 不眠　　　　　　　B. 惊悸　　　　　　　C. 呕吐
D. 眩晕　　　　　　　E. 癫痫

【正确答案】ABCDE

【答案分析】本题主要考查对温胆汤主治证候的掌握。温胆汤所治之胆胃不和，痰热内扰证，多因素体胆气不足，复由情志不遂，胆失疏泄，气郁生痰，痰浊内扰，胆胃不和所致。胆为清净之府，性喜宁谧而恶烦扰，若胆为邪扰，失其宁谧，则胆怯易惊、心烦不眠、惊悸不安；胆胃不和，胃失和降，则呕吐、呃逆；痰蒙清窍，则可发为眩晕，甚则癫痫。

【答题技巧】掌握温胆汤的主治证候，了解胆郁痰扰证的辨证要点。

（三）填空题

祛痰剂属于"八法"中的（　　）法。

【正确答案】消

【答案分析】以祛痰药为主组成，具有消除痰涎作用，用以治疗各种痰病的方剂，称为祛痰剂。痰湿之邪，在体内为渐积而成，治疗时需渐消缓散，故祛痰剂属于"八法"中消法的范畴。

【答题技巧】了解消法特点，理解痰湿的形成与治疗特点，熟练掌握祛痰剂概念。

（四）简答题

1. 祛痰剂中为何常配伍理气药？

【正确答案】因痰随气而升降，气滞则痰聚，气顺则痰消，诚如庞安常说："善治痰者，不治痰而治气，气顺则一身之津液亦随气而顺矣。"故祛痰剂常配伍理气药，以求气顺痰消。

【答案分析】本题主要考查对祛痰剂组方配伍规律的掌握。祛痰剂与祛湿剂同样涉及组方中配伍理气药的特点，祛痰剂中配伍理气药目的是气顺则痰消；祛湿剂中配伍理气药目的是气化则湿化，这两个知识点要区别开来。

【答题技巧】理解并掌握祛痰剂常配伍理气药、健脾药等组方规律。

2. 祛痰剂一般分几类？请于每一类中至少举出一首代表方剂。

【正确答案】祛痰剂分5类：燥湿化痰剂——二陈汤；清热化痰剂——清气化痰丸；润燥化痰剂——贝母瓜蒌散；温化寒痰剂——苓甘五味姜辛汤；治风化痰剂——半夏白术天麻汤。

【答案分析】本类题目多考查分类比较繁多的章节，如祛痰剂、清热剂、泻下剂、固涩剂、祛湿剂等，故学习时应熟练掌握以上章节方剂的分类及相应的代表方剂。

【答题技巧】掌握祛痰剂的分类及其代表方剂。

（五）问答题

1. 试述二陈汤的组方意义及配伍特点。

【正确答案】二陈汤的功用是燥湿化痰，理气和中，主治湿痰证。方中半夏，燥湿化痰，和胃降逆，为君药。橘红为臣，既可理气行滞，又能燥湿化痰。君臣相配，寓意有二：一为等量合用，不仅相辅相成，增强燥湿化痰之力，而且体现治痰先理气，气顺则痰消之意；二为半夏、橘红皆以陈久者良，而无过燥之弊，故方名"二陈"。此为本方燥湿化痰的基本结构。佐以茯苓健脾渗湿，渗湿以助化痰之力，健脾以杜生痰之源。煎加生姜，既能制半夏之毒，又能协助半夏化痰降逆，和胃止呕；复用少许乌梅，收敛肺气，与半夏、橘红相伍，散中有收，防其燥散伤正之虞，均为佐药。以甘草为使，调和诸药。综合本方，散收相合，标本兼顾，燥湿理气祛已生之痰，健脾渗湿杜生痰之源，共奏燥湿化痰、理气和中之功。

【答案分析】本题主要考查对二陈汤汤组成、功用、主治证候以及配伍意义、配伍特点的全面掌握。二陈汤是临床治疗湿痰证的代表方剂，全方结构严谨，特点突出，全面掌握其组方意义和配伍特点是祛痰剂学习的重点。

【答题技巧】在解答本问题时，首先说明二陈汤的功用、主治证候；阐释配伍意义时，重点要说明半夏、橘红的配伍特点，以及二药相伍是燥湿化痰的基本结构；分析佐药时，要重点介绍茯苓健脾渗湿以杜生痰之源的作用，以及少量乌梅收敛肺气、散中有收的作用特点；最后强调该方的配伍特点是散收相合，标本兼顾；答题的最后要返回到二陈汤的功用上面，再次强调燥湿化痰、理气和中。如此回答才能内容全面，较好把握得分要点。

2. 酸枣仁汤与温胆汤均治心烦不眠，临床如何区别应用？

【正确答案】酸枣仁汤所治之心烦失眠，因肝血不足，虚热内扰而致，临床应用以虚烦失眠，咽干口燥，舌红，脉弦细为辨证要点，治从养血安神、清热除烦立法。温胆汤所治之心烦不眠，乃胆胃不和，痰热内扰所致，临床应用以心烦不眠，胆怯易惊，头眩心悸，夜多异梦，呕恶呃逆，苔腻微黄，脉弦滑为辨证要点，治从理气化痰，清胆和胃立法。

【答案分析】同能治疗失眠症的方剂除酸枣仁汤、温胆汤外，还有安神剂中的朱砂安神丸、天王补心丹以及气血双补方剂归脾汤等，需要对相关方剂进行主治证候病机方面的总结整理和比较归纳。

【答题技巧】本类问题主要考查两首或两首以上同治疗某一症状的方剂在主治证候病机方面的差异。在答题表述上，主要得分点在于详细阐释每首方剂的主治病机，主要辨证要点，及其方剂的功用，对于方剂的组成药物和配伍意义方面无需过多论述。

第十八章 消食剂

概述

◎ 重点 ◎

1. 消食剂的适用范围与组方用药特点
2. 消食剂与泻下剂的异同点

◎ 难点 ◎

消食剂与消法的关系

第一节 消食化滞剂

◎ 重点 ◎

1. 保和丸的功用、主治、配伍意义与临床应用
2. 保和丸中连翘的配伍意义
3. 枳实导滞丸的功用、主治、配伍意义

◎ 难点 ◎

1. 保和丸、枳实导滞丸均治食积证，其治法及用药如何理解
2. 枳实导滞丸的组方配伍特点

第二节 健脾消食剂

◎ 重点 ◎

1. 健脾丸的功用、主治、配伍意义与临床应用
2. 健脾丸与四君子汤在组方、配伍、临床应用方面的异同

◎ 难点 ◎

保和丸与健脾丸所治食积的病机特点

常见试题

（一）单选题

1. 保和丸中配伍连翘的意义是（　　）

A. 清热解毒　　　　B. 清热散结　　　　C. 散结消肿

D. 疏散风热　　　　E. 辟秽化浊

【正确答案】B

【答案分析】本题主要考查连翘在不同方剂中的组方配伍意义。连翘味苦微寒，功能清热解毒，散结消肿，疏散风热。保和丸主治食积证，已有化热趋势，舌苔厚腻微黄，方中佐以连翘，对已生之热既可清之，又能防食积继续生热，且可散结以助消积，故选择B。所学方剂中需要注意连翘配伍意义的尚有：银翘散，为治温病初起的著名方剂。方选银花、连翘，既能疏散风热，清热解毒，又可辟秽化浊，在透散卫分表邪的同时，兼顾温病病邪易蕴结成毒及多夹秽浊之气的特点，为君药。凉膈散，主治上中二焦邪郁生热证。方中连翘轻清透散，长于清热解毒，透散上焦之热，故重用为君。

【答题技巧】在熟练掌握中药连翘基本功效的基础上，理解其在方剂中的配伍意义，由于配伍药物有别，连翘在不同方中的配伍意义也不一样，避免混淆。

2. 枳实导滞丸的君药是（　　）

A. 枳实　　　　B. 黄芩　　　　C. 大黄

D. 神曲　　　　E. 白术

【正确答案】C

【答案分析】本题主要考查枳实导滞丸的组方配伍特点。答题时考生易因枳实导滞丸方名或归类为消食方剂而误选答案A、D。枳实导滞丸方证为食积或湿热较重者，且病位偏下，若以消食之品为主，往往力所不及，唯推之荡之，方可使邪去正安。故方用苦寒大黄为君，攻积泻热，使积滞湿热从大便而去，配伍枳实以行气导滞。正确答案选择C。

【答题技巧】掌握方剂的组成，深刻理解其组方配伍意义和君药选择的原因。

3. 患者食少难消，脘腹痞闷，大便溏薄，倦怠乏力，苔腻微黄，脉虚弱者，治宜选用（　　）

A. 归脾汤　　　　B. 实脾散　　　　C. 健脾丸

D. 温脾汤　　　　E. 脾约丸

【正确答案】C

【答案分析】本题主要考查对方剂主治病证的理解和掌握。题中备选答案方剂名称具有一定相似性，易干扰答案选择。归脾汤为补血方剂，临床用于心脾气血两虚证。心悸怔忡，健忘失眠，盗汗虚热，食少体倦，面色萎黄，舌质淡，苔薄白，脉细弱；及脾不统血之便血、皮下紫癜、妇女崩漏，月经超前，量多色淡或淋漓不止，舌淡，脉细弱等。实脾散为祛湿方剂，用治脾肾阳虚，水气内停之阴水证。见身半以下肿甚，手足不温，口中不渴，胸腹胀满，大便溏薄，脉沉弦而迟。健脾丸为消食代表方，治疗脾虚食积证。患者见食少难消，脘腹痞满，大便溏薄，倦怠乏力，苔腻微黄，脉象虚弱。温脾汤为寒下代表方，主治阳虚冷积证，见腹痛便秘，脐周绞痛，手足不温，苔白不渴，脉沉弦而迟。脾约丸（麻子仁丸）为润下代表方，治疗肠胃燥热，脾约便秘证。见大便干结，小便频数，舌红苔黄，脉数。

【答题技巧】准确记忆和掌握方名相似方剂的归类及临床主治病证，以免混淆。需区别记忆的方剂尚有四逆散、四逆汤及当归四逆汤；半夏厚朴汤与半夏泻心汤等。

（二）多选题

组成中含有四君子汤的方剂是（　　）

A. 参苓白术散　　　B. 炙甘草汤　　　C. 健脾丸
D. 归脾汤　　　　　E. 补中益气汤

【正确答案】ACD

【答案分析】本题主要考查对方剂中药物组成的理解和记忆。参苓白术散是在四君子汤的基础上加山药、莲子、白扁豆、薏苡仁、砂仁、桔梗而成，主治脾虚湿盛证。健脾丸以四君子汤、山药益气健脾之品为主，配伍木香、黄连、神曲、陈皮、砂仁、麦芽、山楂、肉豆蔻等消食行气药，治疗脾虚食积证。归脾汤由人参、白术、茯苓、甘草（四君子汤）配伍黄芪、当归、龙眼肉、远志、酸枣仁、木香，用于心脾气血两虚证及脾不统血证。故选择A、C、D。备选答案B炙甘草汤，方由甘草、生姜、桂枝、人参、生地、阿胶、麦冬、麻仁、大枣组成，治疗阴血阳气虚弱，心脉失养证及虚劳肺痿，答案易于排除。该题目较易错选的是备选答案E补中益气汤，本方为治疗脾胃气虚证、气虚发热证、中气下陷证之代表方，方剂实际由四君子汤去茯苓，加黄芪、当归、陈皮、柴胡、升麻而成。既然属补脾之剂，却减去茯苓一味，这主要与本方证的病因病机与茯苓的作用特点有关。补中益气汤主治证虽然亦属脾胃气虚，但此时清阳不升，或已下陷，治宜在补中益气的同时，还必须升举清阳。茯苓尽管也有健脾之功，但利水渗湿是其主要作用，性善下行，"陷者举之"，该方伍之，非但无益，反而贻误病情，故弃之不用。

【答题技巧】准确记忆方剂的组成；熟悉组成药物的性味、功用；理解和掌握组方原理与配伍意义。

（三）简答题

简述活血祛瘀剂、祛湿剂、祛痰剂、消食剂常配伍理气药的意义。

【正确答案】气为血之帅，气行则血行，活血祛瘀方剂中配伍理气药，以加强活血祛瘀作用。湿为阴邪，其性重浊黏腻，最易阻碍气机，而气机阻滞，又使湿邪不得运化，故祛湿剂中常常配伍理气之品，以求气化则湿化。祛痰剂中配伍理气药，因痰随气而升降，气滞则痰聚，气顺则痰消。食积内停，易使气机阻滞，气机阻滞又可导致积滞不化，故消食剂中常配伍理气药，使气行而积消。

【答案分析】此类问题在表述上易出现思维逻辑不清、文字表述不准确，或者答非所问、漏答要点等情况。

【答题技巧】要求考生尽量用简练的文字表述回答问题，做到言简意赅，逻辑性强，且答案要点完整。

第十九章 驱虫剂

◎ **重点** ◎

1. 驱虫剂的适用范围与组方用药特点
2. 驱虫剂的使用注意事项
3. 乌梅丸的功用、主治、配伍意义与临床应用

◎ **难点** ◎

1. 乌梅丸中寒热并用，邪正兼顾的配伍特点
2. 乌梅丸治疗久泻久痢的病机特点

常见试题

（一）单选题

脏寒蛔厥证，治宜选用（　　）

A. 四逆汤　　　　　　　B. 乌梅丸　　　　　　　C. 当归四逆汤
D. 四逆散　　　　　　　E. 大承气汤

【正确答案】B

【答案分析】以上5首方剂均可用治厥逆之证，但性质、临床表现各不相同。四逆汤主治心肾阳衰寒厥，症见四肢厥逆、恶寒踡卧、神衰欲寐、下利清谷、脉微细，治以回阳救逆法。乌梅丸主治肠寒蛔动之蛔厥，症见吐蛔、呕吐、腹痛时发时止，治以温脏安蛔法。当归四逆汤主治血虚受寒，不能温养四肢之厥逆，症见手足厥寒，舌淡苔白，脉沉细或细而欲绝，治以养血温经法。四逆散主治外邪传经入里，阳气内郁之阳郁厥逆证，症见手足不温，腹痛，下利，身热等，治以宣郁通阳法。大承气汤主治邪热积滞闭阻于内，阳盛格阴于外而成热厥，以痞、满、燥、实为主证，治以峻下热结法。综上分析，大承气汤治热厥；四逆散主治阳郁厥逆；四逆汤、当归四逆汤主治寒厥。乌梅丸主治寒热错杂，虚实夹杂之蛔厥。故正确答案为B。

【答题技巧】深刻理解、掌握和区别上述方剂治疗厥证的性质、临床表现及分类。

（二）多选题

1. 可治疗久泻久痢的方剂有（　　）

A. 补中益气汤　　　　　B. 败毒散　　　　　　　C. 真人养脏汤
D. 乌梅丸　　　　　　　E. 芍药汤

【正确答案】ACD

【答案分析】本题主要考查对几首治疗泻痢病证方剂的掌握。补中益气汤善治脾胃气虚，清阳下陷的久泻久痢，临床往往伴有面色㿠白，食少纳呆，少气懒言等症。败毒散主治正气不足，外邪陷里而成之痢疾，体现逆流挽舟法。真人养脏汤全方用药涩、补、温并用，适用于脾肾虚寒，肠滑失固之久泻久痢，临床表现见泻痢无度，滑脱不禁，甚至脱肛坠下，腹痛喜温喜按，不思饮食，舌淡苔白，脉沉迟细等。乌梅丸用于治疗胃热肠寒而正气亏虚之久泻久痢。芍药汤主治湿热壅滞肠中，气血失调之湿热痢疾。

【答题技巧】本题的考点为乌梅丸的主治病证，需全面掌握其临床适应病证。乌梅丸温脏安蛔，除用治蛔厥证外，对于久泻久痢，属胃热肠寒，正气虚弱者，乌梅丸集酸收涩肠、清热燥湿、温中补虚诸法于一方，切中病机，亦每可奏效；鉴别主治泻痢病证方剂的异同，避免混淆。

2.乌梅丸的配伍特点是（　　）

A.寒热并用　　　　　　B.行中有宣　　　　　　C.邪正兼顾

D.酸苦辛并进　　　　　E.苦辛并用

【正确答案】ACD

【答案分析】本题主要考查对方剂组方配伍特点的掌握。乌梅丸的配伍特点：一选药则酸苦辛并进，使"蛔得酸则静，得辛则伏，得苦则下"。二是针对寒热错杂，正气虚弱的病因病机，选药配伍采取寒热佐甘温，正邪兼顾，将温清补泻数法有机地融合为一体，以分消寒热、扶正祛邪，这也是仲景组方的主要特点之一，在其所创许多方剂中均得以体现，在所学经方中尚需特别注意配伍特点的是半夏泻心汤，是方用于寒热错杂之痞证，方中黄芩、黄连连苦寒降泄清热，半夏、干姜辛温开结散寒，人参、大枣、甘草甘温益气补虚。综合全方，寒热并用以和其阴阳，辛苦并用以调其升降，补泻同施以顾其虚实。如不能准确理解和掌握乌梅丸与半夏泻心汤的配伍特点，则容易混淆，从而选择错误答案E。

【答题技巧】理解乌梅丸寒热并用，邪正兼顾，酸苦辛并进的意义，掌握其配伍特点；鉴别乌梅丸与半夏泻心汤配伍特点的异同，避免混淆。

第二十章 涌吐剂

◎ 重点 ◎

1. 涌吐剂的适用范围与组方用药特点及使用注意事项
2. 瓜蒂散的组成、用法、功用、主治

常见试题

（一）单选题

痰涎、宿食壅滞胸脘，症见胸中痞硬，烦懊怵不安，欲吐不出，气上冲咽喉不得息，寸脉微浮，治宜选用（　　）

A. 瓜蒂散　　　　　　B. 半夏泻心汤　　　　　　C. 旋覆代赭汤
D. 保和丸　　　　　　E. 朱砂安神丸

【正确答案】A

【答案分析】本题主要考查对方剂临床主治病证及临床表现的理解和掌握。几首方剂主治病证临床表现有相似之处，但瓜蒂散主治胸中痞硬，烦懊怵不安，欲吐不出等症由痰涎宿食，壅滞胸脘所致。半夏泻心汤主治心下痞，但满不痛，或呕吐等症乃中气虚弱，寒热错杂，升降失常而致肠胃不和。旋覆代赭汤主治胃脘痞闷或胀痛，按之不痛，纳差、恶心或呕吐等症，则因胃气虚弱，痰浊内阻。保和丸治疗脘腹痞满胀痛，嗳腐吞酸，恶食呕逆等，因饮食不洁，暴饮暴食所致。朱砂安神丸治疗失眠多梦，惊悸怔忡，心神烦乱，或胸中烦懊怵等，乃因心火亢盛，阴血不足而致。故选A。若不能理解以上方剂主治病证的病因病机，则容易因临床症状表现相似而导致混淆，从而选择错误答案B、C、D、E。

【答题技巧】理解瓜蒂散主治病证病因病机；鉴别几首方剂主治病证病机异同，避免混淆。

（二）多选题

涌吐剂可用于治疗（　　）

A. 痰厥　　　　　　　B. 食积　　　　　　　　　C. 喉痹
D. 中风　　　　　　　E. 误食毒物

【正确答案】ABCDE

【答案分析】本题主要考查对涌吐剂的适用范围的理解和掌握。涌吐剂具有导引、促使呕吐之功，适用于停留咽喉、胸膈、胃脘的痰涎、宿食和毒物等有形实邪。凡中风、痰厥、喉痹之痰涎壅盛，阻塞咽喉，呼吸急迫，痰声如锯等，使用本类方剂通关豁痰，令痰涎排出，病情往往可得到好转。宿食停滞胃脘，胸闷脘胀，时时欲吐不能者，可用涌吐剂以除宿食。误食毒物，为时不久，毒物尚留胃中者，用吐法排出毒物是一种简便易行的急救方法。故选择A、B、C、D、E。若不能正确理解涌吐剂的适用范围，则易漏选。

【答题技巧】理解并全面掌握涌吐剂的临床适用范围。

第二十一章 治痈疡剂

概述

◎ 重点 ◎

1. 治痈疡剂的适用范围与组方用药特点
2. 治痈疡剂的使用注意事项

◎ 难点 ◎

体表痈疡的内治法,即消、托、补三法使用要点

第一节 散结消痈剂

◎ 重点 ◎

1. 仙方活命饮的组成、功用、主治、配伍意义及使用注意事项
2. 五味消毒饮的组成、功用、主治
3. 四妙勇安汤的组成、功用、主治
4. 犀黄丸的功用、主治
5. 牛蒡解肌汤的功用、主治
6. 阳和汤的组成、功用、主治、配伍意义及使用注意事项
7. 小金丹的功用、主治
8. 海藻玉壶汤的组成、功用、主治
9. 消瘰丸功用、主治
10. 苇茎汤的组成、功用、主治、配伍意义及使用注意事项
11. 大黄牡丹汤的组成、功用、主治、配伍意义及使用注意事项

◎ 难点 ◎

1. 阳证痈疡初起的证治特点
2. 仙方活命饮中配伍防风、白芷的意义
3. 疔疮病机及治法
4. 四妙勇安汤的用法要点
5. 犀黄丸主治证病机

6. 牛蒡解肌汤临床应用

7. 阳和汤的的主治病机；方中熟地、麻黄的配伍意义

8. 小金丹与阳和汤类方鉴别

9. 海藻玉壶汤中应用"十八反"药物

10. 消瘰丸配伍特点

11. 肺痈的病机特点；苇茎汤中配伍薏苡仁的意义

12. 大黄牡丹汤中大黄的配伍意义以及配伍特点

第二节　托里透脓剂

◎ 重点 ◎

透脓散的组成、功用、主治

◎ 难点 ◎

《外科正宗》透脓散与《医学心悟》透脓散类方鉴别

第三节　补虚敛疮剂

◎ 重点 ◎

内补黄芪汤的组成、功用、主治

◎ 难点 ◎

内补黄芪汤的临床运用

常见试题

（一）单选题

1. 贝母、天花粉在仙方活命饮中的主要配伍意义是（　　）

A. 清热生津止渴　　　　B. 清热养阴润燥　　　　C. 清热化痰排脓

D. 清热解毒消瘀　　　　E. 解毒消肿生肌

【正确答案】C

【答案分析】本题主要考查对仙方活命饮中天花粉配伍意义的掌握。本方所治痈疡肿毒初起，为热毒壅聚，营气郁滞，气滞血瘀；气滞亦可导致津聚成痰，故配用贝母、天花粉清热化痰排脓，使脓未成即消。

【答题技巧】了解阳证痈疡肿毒初起的病机特点；熟悉贝母、天花粉在仙方活命饮中的配伍意义。

2. 仙方活命饮的君药是（　　）
   A. 连翘　　　　　　　　B. 穿山甲　　　　　　　　C. 皂角刺
   D. 金银花　　　　　　　E. 贝母

【正确答案】D

【答案分析】本题主要考查对仙方活命饮君药的掌握。金银花善清热解毒疗疮，乃"疮疡圣药"，故重用为君。

【答题技巧】了解金银花的性味功效特点。古人所提到的"疮疡圣药"除了金银花外，尚有连翘，本方中并未应用连翘，需要熟记仙方活命饮组成。

3. 治疗痰瘀互结，热毒壅滞之肺痈证，宜选用的方剂是（　　）
   A. 阳和汤　　　　　　　B. 仙方活命饮　　　　　　C. 四妙勇安汤
   D. 苇茎汤　　　　　　　E. 五味消毒饮

【正确答案】D

【答案分析】本题主要考查对苇茎汤主治的掌握。该方所治之肺痈，乃因热毒壅肺、痰瘀互结而致。阳和汤主治阴疽；仙方活命饮主治痈疡肿毒初起；四妙勇安汤主治热毒炽盛之脱疽；五味消毒饮主治火毒结聚之疔疮。

【答题技巧】熟记治痈疡剂中散结消痈剂各方的组成和主治特点，是做对此类题的关键。

（二）多选题

1. 苇茎汤的功用是（　　）
   A. 软坚散结　　　　　　B. 清肺化痰　　　　　　　C. 温阳补血
   D. 祛瘀通络　　　　　　E. 逐瘀排脓

【正确答案】BE

【答案分析】本题主要考查对苇茎汤功用的掌握。本方所治之肺痈，乃因热毒壅肺、痰瘀互结而致，故治以清肺化痰，逐瘀排脓。若不能正确记忆，则易错选。

【答题技巧】准确记忆方剂的基本内容。

2. 大黄牡丹汤的功用是（　　）
   A. 泻热　　　　　　　　B. 化痰　　　　　　　　　C. 消肿
   D. 破瘀　　　　　　　　E. 散结

【正确答案】ACDE

【答案分析】本题主要考察对大黄牡丹汤的药物组成和功用的掌握。大黄牡丹汤由大黄、丹皮、芒硝、桃仁、瓜子仁组成，功用泻热破瘀，散结消肿，主治湿热瘀滞之肠痈初起证。

【答题技巧】熟练掌握大黄牡丹汤的功用特点。

（三）填空题

临床治疗阴疽的代表方剂是（　　）。

【正确答案】阳和汤

【答案分析】本题主要考查对阳和汤主治病证的掌握。阳和汤具有温阳补血、散寒通滞之功,主治素体阳虚,营血不足,寒凝痰滞,痹阻于肌肉、筋骨、血脉所致之阴疽,如贴骨疽、脱疽、流注、鹤膝风、痰核等,症见漫肿无头,皮色不变,酸痛无热,口不渴,舌淡苔白,脉沉细或迟细者。

【答题技巧】熟练掌握阳和汤的主治证候及临床表现的特点;注意与治疗阳证痈疡肿毒初起之仙方活命饮的主治证及临床表现相鉴别,避免混淆。

(四)问答题

简述阳和汤中配伍熟地、麻黄的意义。

【正确答案】阳和汤主治素体阳虚,营血不足,寒凝痰滞,痹阻于肌肉、筋骨、血脉所致之阴疽证。方中重用熟地,温补营血,填精益髓,与鹿角胶配伍,温阳补血,阴中求阳,共为君药。又臣以肉桂、姜炭温阳散寒,温通血脉。白芥子温化寒痰,通络散结;少量麻黄,辛温达卫,宣通毛窍,开肌腠,散寒凝,为佐药。方中熟地黄、鹿角胶得姜、桂、芥、麻之宣通,补而不滞;麻、芥、姜、桂得熟地黄、鹿角胶之滋补,温散而不伤正。全方温阳与补血并用,祛痰与通络相伍,阳虚得补,营血得充,则寒凝痰滞得除。

【答案分析】本题主要考查对阳和汤配伍意义和配伍特点的掌握。失分主要出现的问题是,只单纯阐释熟地黄、麻黄的功效,未能结合阳和汤功效和主治病证特点,以及方中其他药物的配伍进行全面的论述。

【答题技巧】药物在方剂中的配伍意义,需要密切结合方剂的功效和主治病证特点,以及方中药物的配伍环境去理解和掌握。单纯说明药物的功效,不足以反映方剂的组方特点和临床应用目的,这可能是导致此类问题失分的主要原因所在。